好評発売中

救急・集中治療
Vol 30 No 1 2018

エキスパートに学ぶ
栄養管理のすべて

特集編集　小谷 穣治

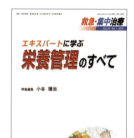

B5判／本文 176頁
定価(本体 5,600円＋税)
ISBN978-4-88378-554-4

目　次

- ●Introduction
  ・重症患者での栄養療法総論
- ●Guidelines Now —海外と日本のガイドラインの現況—
  ・重症患者における栄養療法に関する国内外のガイドライン

ベーシック編
- ●Case study　典型症例と診療のポイント
  ・Case 1：敗血症症例
  ・Case 2：外傷症例
- ●Q＆A
  ・重症患者の栄養障害リスク評価法
  ・経腸栄養耐性の評価方法と腸管蠕動改善薬の意義と効果
  ・脂質：n-3PUFAsとMCTの理論とエビデンス
  ・Arginineを強化した栄養剤の理論とエビデンス
  ・重症患者におけるGlutamine投与の理論とエビデンス
  ・重症患者への蛋白質の投与量とそのモニタリング
  ・蛋白源としてのペプチドの意義
- ・Prebiotics, probiotics, synbioticsの種類，意義
- ・抗潰瘍薬
- ・東洋医学的アプローチ

アドバンス編
—重症患者の栄養管理をワンランクアップさせるために—
  ・呼吸不全
  ・急性腎障害
  ・肝不全
  ・急性膵炎
  ・中枢神経障害
  ・高度肥満

トピックス編—その常識は正しいか？—
  ・静脈栄養(parenteral nutrition)
  　—その常識は正しいか？—
  ・重症患者における経腸・静脈栄養の看護的な問題と対策
  　—その常識は正しいか？—

総合医学社　〒101-0061　東京都千代田区神田三崎町1-1-4
TEL 03(3219)2920　FAX 03(3219)0410　http://www.sogo-igaku.co.jp

ER, ICUのための循環器疾患の見方, 考え方
― エキスパートの診断テクニック ―

特集編集　佐藤直樹

I. 胸痛・背部痛

●総　論
・疼痛の鑑別 ……………………………………………………………… 安武正弘　171

●各　論
・急性冠症候群 …………………………………………………………… 德山榮男　177
・急性大動脈解離・大動脈瘤 …………………………………………… 圷　宏一　183
・急性心膜炎 ……………………………………………………………… 鈴木啓士　188
・急性下肢虚血 …………………………………………………………… 高橋保裕　193

II. 呼吸困難・動悸

●総　論
・呼吸困難・動悸 ………………………………………… 山本　大, 岩瀬三紀　201

●各　論
・急性心原性肺水腫 ……………………………………………………… 知念大悟　207
・急性肺血栓塞栓症 ……………………………………………………… 中摩健二　214
・心房細動 ………………………………………………………………… 森田典成　221
・心室性不整脈 …………………………………………………………… 森田典成　228

Ⅲ. 発 熱（感染症）

●総 論
- 発熱（感染症） .... 笹澤裕樹, 細川直登　235

●各 論
- 急性心筋炎 .... 石井俊輔　243
- 感染性心内膜炎 .... 松田淳也　249

Ⅳ. 浮 腫

●総 論
- 浮 腫 .... 佐藤直樹　256

●各 論
- 急性心不全による体液貯留 .... 高木宏治　262
- 急性右心不全（慢性の急性増悪も含む） .... 中摩健二　267
- 収縮性心膜炎（慢性の急性増悪も含む） .... 松田淳也　276
- 血栓性静脈炎 .... 中摩健二　281

Ⅴ. ショック・意識障害

●総 論
- ショック・意識障害 .... 佐藤亮佑, 竹内一郎　286

●各 論
- 心原性ショック .... 中田　淳　292
- 心タンポナーデ .... 中田　淳　301
- 心室頻拍・細動（Brugada 症候群等を含む） .... 小鹿野道雄　306

注意　本書記載の薬剤の処方に際しましては、必ず添付文書などをご参照のうえ、読者ご自身で十分な注意を払われますようお願い致します．

体外診断用医薬品
認証番号 228ABEZX00080000

新発売

保険適用

ヒト心臓由来脂肪酸結合蛋白キット

ヴェリファスト H-FABP

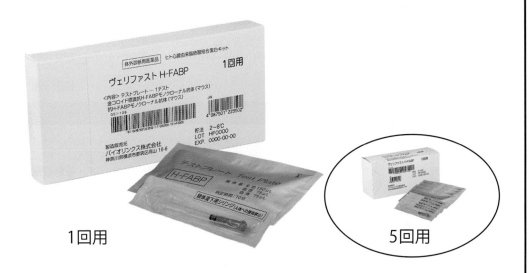

1回用

5回用

使用目的、用法・用量を含む使用上の注意等については
添付文書を参照してください。

包装：テストプレート 1枚（1回用）／ 5枚（5回用）

製造販売元
バイオリンクス株式会社
〒224-0065
神奈川県横浜市都筑区高山 18-6

製造元
株式会社日本凍結乾燥研究所
東京都清瀬市松山三丁目 1 番 5 号

販売元
日本ビーシージー製造株式会社
（資料請求先）
カスタマーセンター
〒112-0012
東京都文京区大塚一丁目 5 番 21 号
TEL 03-5395-5590
http://www.bcg.gr.jp/

2017 年 3 月作成 PIDD271706-AQMHA

ER, ICUのための 循環器疾患の見方, 考え方
― エキスパートの診断テクニック ―

　救急外来には，様々な主訴で患者が来院あるいは搬送されてきます．循環器救急疾患は致死的なものも多く，他の疾患との鑑別診断を行いつつ，迅速かつ的確な診断が求められます．診断が行われて初めて適切な治療へと繋ぐことができるからです．この診断をつける過程が，最も重要で十分な知識とテクニックを要します．多くの「循環器疾患を解説したテキスト」は，疾患の診断方法と診断後のアプローチについては詳細に書かれていますが，循環器疾患以外の疾患も加味した診断法については，十分に学ぶことができないように思います．一方，「総合診療や救急関連のテキスト」では，鑑別診断疾患をあげるところまでは学ぶことができますが，鑑別に上がった循環器疾患の詳細な診断テクニックや見逃してはいけないポイントをしっかりと学ぶことができません．このような各々の欠点を補いひとつにまとめたものが本特集号です．循環器疾患に主眼をおき，循環器疾患以外の重要な疾患も念頭においてどのように鑑別し，個々の疾患について何が診断を確定する際のポイントであるか，そして，それらを踏まえてどのように最終診断に導いていくべきかをエキスパートの先生方に丁寧に解説いただきました．

　循環器疾患を念頭におくべき主な主訴として，1）胸痛・背部痛，2）呼吸困難・動悸，3）発熱，4）浮腫，5）ショック・意識障害の5つ症状・徴候を取り上げました．各々について，【総論】では，その鑑別診断のためのフローチャートを掲げて解説いただきました．さらに，【各論】では，主な循環器疾患についてそれに対する診断のポイントと詳細についてわかりやすく解説いただきました．ぜひ，本号を熟読して明日からの実臨床に活かしていただきたいと思います．最後になりましたが，お忙しい中，この企画にご賛同・ご執筆いただきました先生方に心より御礼を申し上げます．

特集編集　**佐藤 直樹**　日本医科大学武蔵小杉病院 循環器内科

好評発売中

救急・集中治療
Vol 29 No 11・12 2017

エキスパートに学ぶ
輸液管理のすべて

特集編集　鈴木　武志

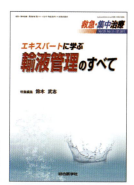

B5判／本文172頁
定価(本体4,600円＋税)
ISBN978-4-88378-553-7

目　次

- ●Introduction
  ・輸液管理とは何か？
  　—輸液管理に必要な基礎知識—
- ●Guidelines Now—海外と日本のガイドラインの現況—
  ・輸液管理に関する国内外のガイドライン

ビギナーズ編
- ●Case study
  ・Case 1：下部消化管穿孔，急性腎障害（AKI）
  ・Case 2：急性膵炎
- ●Q & A
  ・輸液製剤の種類・特徴・選択・高カロリー輸液
  ・酸塩基平衡異常，電解質異常
  ・敗血症性ショック患者の輸液管理
  ・重症急性膵炎患者の輸液管理
  ・広範囲熱傷患者の輸液管理
  ・多発外傷による出血性ショック患者の輸液管理
  ・心原性ショック患者の輸液管理

・急性呼吸促迫症候群（ARDS）の輸液管理
・心臓外科術後患者の輸液管理
・肝移植術後における体液balanceに着目した術後管理

アドバンス編
—重症患者の輸液管理をワンランクアップさせるために—
・小児脱水患者の輸液管理
・心肺停止蘇生中および蘇生後の輸液管理
・重症患者の輸液管理にはどの製剤を用いるべきか？
・非制限的と制限的輸液管理はどちらが良いのか？目標指向型輸液管理とは何か？
・急性腎障害（AKI）患者の輸液管理
・重症患者に対する輸血療法のタイミング

トピックス編—その常識は正しいか？—
・経静脈栄養は悪である
　—その常識は正しいか？—
・代用血漿製剤は悪である
　—その常識は正しいか？—

総合医学社　〒101-0061　東京都千代田区神田三崎町1-1-4
TEL 03(3219)2920　FAX 03(3219)0410　http://www.sogo-igaku.co.jp

特集 ER，ICUのための循環器疾患の見方，考え方
―エキスパートの診断テクニック―

I．胸痛・背部痛

●総論　疼痛の鑑別

日本医科大学付属病院 総合診療科　安武正弘

Key words　chest pain, pointing sign, electrocardiogram

point

- ▶心血管エマージェンシーによる胸背部痛は内臓痛であり，まず12誘導心電図を記録する．
- ▶急性冠症候群，急性大動脈解離，肺動脈血栓塞栓症，緊張性気胸，急性心膜炎・胸膜炎の典型的シナリオを理解する．
- ▶胸背部痛がなくても，ショック徴候を認める場合は，心血管エマージェンシーの可能性を評価する．

はじめに

　急性心筋梗塞や不安定狭心症などの急性冠症候群，急性大動脈解離，肺動脈血栓塞栓症などの心血管エマージェンシーへの適切な初期対応は，救命率や予後に直結するため極めて重要である．胸痛・背部痛はこれらの緊急疾患を鑑別するうえで最も重要な症状であるが，高血圧，糖尿病，高齢化，性差，疼痛閾値の個体差などのさまざまな因子が影響して必ずしも典型的な症状を呈さない場合も少なくない．ここでは，さまざまな症状で救急外来を受診する患者のなかから，重篤な心血管病を見逃さないためのコツや鑑別法について述べる．

救急外来における心血管エマージェンシーの頻度

　胸痛・背部痛を主訴として来院する患者の原因疾患の割合は，集中治療室（ICU），救急外来（ER），一般のクリニックなど施設により大きく異なる．欧米の調査によると，ERにおける胸痛の原因として心血管疾患が50％を超えているのに対し，一般外来での胸痛の原因は，筋骨格系疾患が最も多く（29～36％），2位は消化器疾患（10～19％）または呼吸器疾患（5～20％）で，心血管疾患は3～4位（13～16％）であったという[1]．よって，walk-in患者を含めた一次・二次救急に対応しているERにおいては，筋骨格系

疾患，消化器疾患，呼吸器疾患，心臓神経症などのさまざまな疾患のなかから，緊急度の高い心血管病を区別していく必要がある．

まず体性痛か内臓痛かの見極め

心血管エマージェンシーをきたす心血管疾患の疼痛は，虚血により蓄積した物質による化学的刺激や血管壁の進展などにより交感神経性内臓求心性線維が興奮するために起こる内臓痛である．よって，内臓平滑筋の急激な進展・収縮や，炎症などによる化学的刺激に起因する消化器系の内臓痛との区別は困難なことが多い．**内臓痛**は漠然とした不快感や苦しみであり，**疼痛領域を指で特定することはできない**．また，胸痛と上腹部痛の区別が難しいこともあり，上腹部痛であっても必ず急性心筋梗塞などの急性冠症候群を鑑別しなければならない．

胸痛・背部痛をきたす疾患には，体性痛をきたす疾患が多く，問診や身体診察で診断できる場合も少なくない．体性痛とは，皮膚・

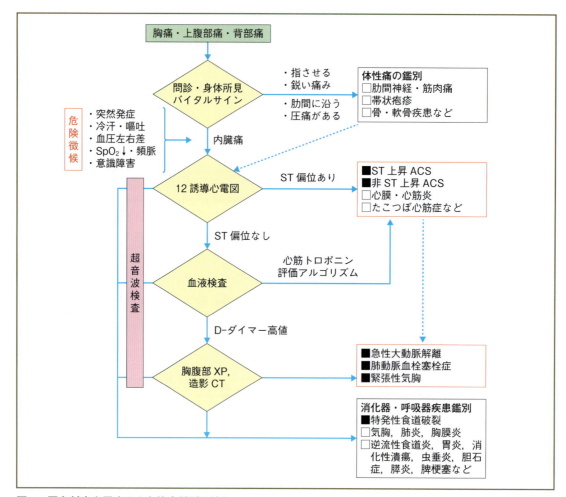

図1 緊急対応を要する心血管病鑑別の流れ
心血管エマージェンシーを赤枠で示す（緊張性気胸も急性循環不全として含める）．■は緊急度が特に高いもの．
ACS：急性冠症候群，SpO_2：経皮的動脈血酸素飽和度．

骨・筋肉由来の体表からの痛みで，領域は**指で指し示せるほど明確で**（pointing sign[2]），刺すような鋭さ，体動で増減する，などの特徴がある．肋間筋，大胸筋，僧帽筋，広背筋など胸郭をとりまく筋群の疼痛では神経・筋肉痛を疑い，肋骨・肋軟骨部や胸鎖関節部の圧痛がある場合は，骨・軟骨疾患などの鑑別へと進む．また，肋間に沿う痛みで，皮疹に気づけば帯状疱疹の診断は容易である．よって，胸・背部痛鑑別の第一歩は体性痛か内臓痛かの見極めである（図1）．

典型的なシナリオ

内臓痛と判断された場合は，急性冠症候群，急性大動脈解離，肺動脈血栓塞栓症，緊張性気胸などの緊急度の高い疾患の可能性について早急に評価を行う．上腹部痛でもこれらの心血管エマージェンシーが潜んでいる場合があるため，まず12誘導心電図を記録し，必要に応じて血液検査，画像診断へと進む．胸背部痛で鑑別すべき緊急度の高い疾患のシナリオを図2に示す．

1. 急性冠症候群シナリオ

胸がギュッと締めつけられる，胸骨後部の痛みや違和感，などの症状が15分以上続いている場合はまず急性冠症候群を疑う．腕・肩・頸への放散痛，冷汗，悪心・嘔吐などの随伴徴候の陽性尤度比は2〜5程度とされ[3]，診断的価値が高い．12誘導心電図でST上昇があればST上昇型として治療を開始する．ST低下や陰性T波を認める場合は非ST上昇型が疑われ，有意な心電図変化がない場合でも，高感度心筋トロポニンを測定し有意な上昇が認められれば非ST上昇型急性冠症候群と診断する．心エコーで虚血部の心室壁運動異常が認められれば，診断は確定的である．心筋トロポニンの評価については，1時間の変化率を用いたアルゴリズムが提唱され，より迅速な診断が可能となった[4]．胸痛が胸焼けなどの消化器症状と紛らわしい場合でも，壮年以上で冠危険因子を認める場合は測定を考慮する．

2. 急性大動脈解離シナリオ

突然の引き裂かれるような背部痛，突然の前胸部痛が経時的に背部，腰部へと移動す

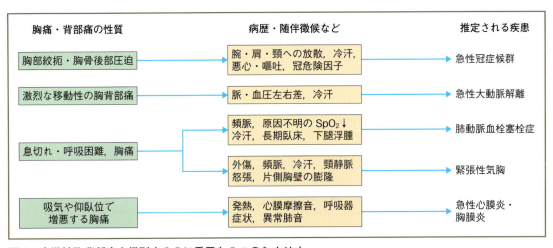

図2　内臓性胸背部痛を鑑別するのに重要な5つのシナリオ
SpO$_2$：経皮的動脈血酸素飽和度

る，などの症状では急性大動脈解離を疑う．脈や血圧の左右差があれば，診断特異度は極めて高い[5]．多くの患者では，激烈な痛みや血圧の変動のため冷汗を認める．12誘導心電図でST偏位の評価をしつつ，胸部から骨盤腔にかけての造影CTを考慮する．疼痛が軽微でCTを取るべきか迷う場合は，D-ダイマーの上昇や，胸部単純X線での縦隔の拡大が参考になる．

■ 3．肺動脈血栓塞栓症シナリオ

肺動脈血栓塞栓症では胸痛よりも息切れなどの呼吸困難を呈することが多い．徐々に呼吸困難が増悪するパターンと，一気に血圧が低下し，めまいや意識消失で発症するパターンとがある．診断にはWellsの基準の項目が参考になるが[6]，喘息・肺炎・心不全などの徴候がないのに，原因不明の末梢動脈酸素飽和度の低下（$SpO_2<92\%$），頻脈（>100/min）を認める場合は本症を疑い，心エコーで右心系の負荷（右室の拡大，右室圧上昇など）がないかを評価する．血液検査ではD-ダイマーの上昇は診断の補助となるが，D-ダイマーの上昇がなくてもほかに呼吸不全の原因が見当たらない場合は造影CTを行う．心電図の$S_1Q_{III}T_{III}$やV_{1-2}の陰性Tも参考にはなるが，感度・特異度は高くない．また，本症の約30％では心筋トロポニンの有意な上昇を認めることがあるので急性冠症候群との鑑別が必要になる．

■ 4．緊張性気胸シナリオ

頻度は少ないが，肺動脈血栓塞栓症と類似した息切れ・呼吸困難が特徴の緊急症に，緊張性気胸がある．気胸による胸痛がはっきりしない場合も少なくない．片側の胸郭の膨隆，頸静脈怒張を認めた場合は，心エコーによる心タンポナーデの除外，胸部単純X線による診断確定へと進む．冷汗，ショック徴候（血圧低下，頻脈など）を認める場合は，早急に穿刺脱気を行う．

■ 5．急性心膜炎・胸膜炎シナリオ

吸気や仰臥位で増悪する胸痛は心膜炎・胸膜炎に特徴的とされる．頸や肩への放散痛を認めることがある．心膜や胸膜の炎症による疼痛は，鋭い痛み〜鈍痛までさまざまであり，疼痛部位が前胸部や胸骨後部であれば心膜炎，側胸部や背部であれば胸膜炎が疑われる．また，肺炎に合併する胸膜炎や肺動脈血栓塞栓症の胸痛も吸気時に増悪する"胸膜炎様疼痛"であるため，心電図，心エコー，胸部単純X線などでの鑑別が必要になる．四肢誘導または胸部誘導でST上昇を認め，心膜摩擦音または心囊液貯留を確認できれば心膜炎と診断できるが，急性冠症候群の除外が重要となる．心筋炎は心膜炎を合併しないかぎり胸痛を訴えることはなく，心室のポンプ不全に起因する動悸・息切れを訴えることが多い．よって，肺動脈血栓塞栓症との鑑別が必要になる．

その他の致死的緊急疾患として特発性食道破裂が挙げられる．嘔吐後の胸背部痛が持続する場合は，鑑別診断の一つとして忘れてはならない．

紛らわしいケース

■ 1．胸痛・背部痛のない心血管エマージェンシー

残念ながら，実際は上記のような典型的なシナリオばかりではない．高齢化などの影響で胸背部痛のはっきりしない心血管エマージェンシーが増えている．急性心筋梗塞の約半数は無痛性とされ[7]，急性大動脈解離においても43％に明らかな胸痛を認めなかった

という[8]．心血管病は，診断が遅れれば予後不良であるため，非典型的な症例，疼痛のない症例をいかに見落とさずに診療するかがER・ICUの救急医の役目である．そのためには，それぞれのシナリオに随伴する危険徴候に注意する．

冷汗は，血圧低下などに伴う交感神経刺激症状であり，いずれの心血管エマージェンシーでも高頻度に認められる．その他，心原性ショックや閉塞性ショック（心タンポナーデ・緊張性気胸）の徴候としての頻脈，血圧低下，意識障害も一大事を知る手がかりとなる．急性大動脈解離では血圧異常のほか，脳血流障害による神経症状を認めることもある．悪心，嘔吐，めまい，全身倦怠などの非特異的な症状であっても，危険徴候を認めた場合は，積極的に心血管エマージェンシーの可能性を考慮し，心電図，血液検査，画像診断を駆使してこれらの可能性を評価することが肝要である．

2．紛らわしい非循環器疾患

上腹部痛をきたす消化器疾患は，最初に12誘導心電図で急性冠症候群との鑑別をすべきことは先に述べた（図1）．狭心症の中には食後の胸焼けや胸骨後部不快感を訴える"食後狭心症"があり，逆流性食道炎・胃炎と紛らわしい場合がある．急性胆嚢炎や急性膵炎では，上腹部が突然痛むのが特徴であるが，軽度の鈍痛から激痛まで，その強さはさまざまで，背中に放散痛を訴えることもある．まれではあるがST偏位やT波の異常を呈するため，急性冠症候群や心膜炎と紛らわしい場合があり注意を要する．疼痛の性質，発症様式，飲酒などの食習慣，理学所見を参考に，心電図，血液・尿検査，画像検査から総合的に診断する．

高齢者の胸背部痛で忘れてはならないのが胸椎や肋骨の骨折である．高血圧や糖尿病を合併した高齢者が突然の背部痛を訴えた場合，急性大動脈解離をまず鑑別しなければならないが，大血管だけでなく，胸椎や肋骨にも目を向けねばならない．高齢者では骨折の発症機転がはっきりしないことが多く，体動による疼痛の増減や叩打痛などにも注意を払う．心血管エマージェンシーが否定できても，疼痛の原因を突き止めるまで手を抜いてはならない．

[文 献]

1) Cayley WE Jr：Diagnosing the cause of chest pain. Am Fam Physician 72：2012-2021, 2005
2) Marcus GM, Cohen J, Varosy PD et al：The utility of gestures in patients with chest discomfort. Am J Med 120：83-89, 2007
3) Swap CJ, Nagurney JT：Value and limitations of chest pain history in the evaluation of patients with suspected acute coronary syndromes. JAMA 294：2623-2629, 2005
4) Roffi M, Patrono C, Collet JP et al：2015 ESC Guidelines for the management of acute coronary syndromes in patients presenting without persistent ST-segment elevation：Task Force for the Management of Acute Coronary Syndromes in Patients Presenting without Persistent ST-Segment Elevation of the European Society of Cardiology (ESC). Eur Heart J 37：267-315, 2016
5) von Kodolitsch Y, Schwartz AG, Nienaber CA：Clinical prediction of acute aortic dissection. Arch Intern Med 160：2977-2982, 2000
6) Wells PS, Ihaddadene R, Reilly A et al：Diagnosis of Venous Thromboembolism：20 Years of Progress. Ann Intern Med 168：131-140, 2018
7) Qureshi WT, Zhang ZM, Chang PP et al：Silent Myocardial Infarction and Long-Term Risk of Heart Failure：The ARIC Study. J Am Coll Cardiol 71：1-8, 2018
8) Fan KL, Leung LP：Clinical profile of patients of acute aortic dissection presenting to the ED without chest pain. Am J Emerg Med 35：599-601, 2017

好評発売中

救急・集中治療
Vol 29 No 9・10 2017

エキスパートに学ぶ
呼吸管理のすべて

特集編集　大塚　将秀

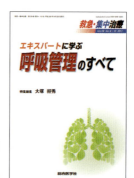

B5判／本文164頁
定価（本体4,600円＋税）
ISBN978-4-88378-552-0

目　次

- ●Introduction
  ・呼吸管理とは何か
- ●Guidelines Now ―海外と日本のガイドラインの現況―
  ・呼吸療法に関する国内外のガイドライン

ビギナーズ編
- ●Case study
  ・健常成人の市中肺炎
  ・慢性閉塞性肺疾患（COPD）の急性増悪
- ●Q & A
  ・呼吸不全と身体所見
  ・酸素療法
  ・Nasal High-Flow Therapy と
    Non-Invasive Positive Pressure Ventilation（NPPV）
  ・気道確保法
  ・加温と加湿
  ・換気モード

  ・換気モード設定― Do and Don't―
  ・肺保護戦略
  ・鎮痛・鎮静・せん妄管理
  ・人工呼吸からのウィーニングと抜管

アドバンス編
　―重症呼吸不全治療をワンランクアップさせるために―
  ・栄養管理
  ・Ventilator Associated Event（VAE）対策と
    その他の管理
  ・呼吸理学療法と早期離床
  ・人工呼吸法の限界とほかの治療法
  ・Post-Intensive Care Syndrome（PICS）

トピックス編 ―その常識は正しいか？―
  ・人工呼吸中は筋弛緩薬を投与しない
    ―その常識は正しいか？―
  ・高度の酸素化障害では腹臥位療法を行う
    ―その常識は正しいか？―

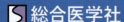　総合医学社
〒101-0061　東京都千代田区神田三崎町 1-1-4
TEL 03(3219)2920　FAX 03(3219)0410　http://www.sogo-igaku.co.jp

特集 ER，ICU のための循環器疾患の見方，考え方
―エキスパートの診断テクニック―

I．胸痛・背部痛

●各論　急性冠症候群

かわぐち心臓呼吸器病院 循環器内科　徳山榮男

Key words　STEMI，NSTEMI，不安定狭心症

---

point

▶ 診断精度を上げるために，冠危険因子の有無を確認し，胸痛に対する問診を詳細に行う．

▶ STEMI では primary PCI を行う．

▶ それ以外の ST 低下を伴う胸痛では，総合的な判断で治療方針を決定する．

はじめに

　東京都 CCU ネットワークの記録によると，緊急の冠動脈血行再建術（primary PCI）の普及により，急性冠症候群（acute coronary syndrome：ACS）の院内死亡率は昨今では 5％前後で推移している[1]．以前に比べると格段に予後良好となった疾患であるが，死亡例に関しては，その 80％が発症から 24 時間以内といわれ，2/3 が病院到着前である．これからもわかるように，急性冠症候群はER での迅速な診断，治療が非常に大切な循環器救急疾患である．

安定狭心症と急性冠症候群

　安定狭心症は安定プラークにより冠動脈有意狭窄をきたし，主に労作時に胸部症状を認める疾患である．一方で，急性冠症候群は冠動脈粥腫破綻，血栓形成を原因とし，急性心筋虚血を生じる疾患である．急性冠症候群は，安定狭心症増悪の延長線上にあるものではなく，別の概念であることを理解する．

　急性冠症候群は突然発症した新規胸痛や，症状増悪した胸痛を主訴とする場合が多く，心筋バイオマーカー（トロポニン T）や心電図所見により，不安定狭心症，ST 上昇型急性心筋梗塞（ST elevation myocardial infarction：STEMI），非 ST 上昇型急性心筋梗塞（non-ST elevation myocardial infarction：NSTEMI）に分類される[2]．

まずは疑うこと．診断には問診が大切である

■ 1．胸痛は急性冠症候群に典型的か？

　胸痛を訴える患者は，急性冠症候群を念頭におき診断を行う必要がある．痛みの性状を詳細に聴くことは非常に大切であり，患者は「胸全体が圧迫された感じ」，「胸に重しが乗っている感じ」と訴え，胸のある程度の範囲に症状を感じる場合が多い．また，冷汗を伴うこともある．胸全体に手のひらを当てて疼痛を訴える場合は，急性冠症候群の症状として典型的であるが，痛みを指先でピンポイントに訴える場合や，圧痛を認める場合，深吸気で疼痛の増強を認める場合は，非典型的であり別の疾患の可能性も考える．患者によっては胸部症状ではなく，背部や顎，肩の痛みを訴える場合や心窩部痛を訴えることもある．その他，高齢の患者では倦怠感や気分不快のみで疼痛を認めない場合もあるので，胸痛がないからといって急性冠症候群を否定してはいけない．

■ 2．前駆症状はあったか？　胸痛の持続時間は？

　前駆症状の有無も聴取する．急性冠症候群は，約半数の症例に前駆症状を認めるとの報告がある．症状は胸痛や胸部不快感，息切れが主であり，安静時ではなく，階段昇降や小走りをした際などの労作時に発作的に出現する場合がほとんどである．

　胸痛の持続時間に関しては，狭心症であれば前駆症状は，長くとも10分以内に改善する．仮に，数時間から一日以上の持続する胸部症状を認める場合は，心筋梗塞に至っているのが通常であり，心電図ST変化を認めないときには，それだけで急性冠症候群の可能性は低いと考える．

■ 3．冠危険因子はあるか？　年齢は？

　糖尿病，脂質異常症，喫煙歴，家族歴といった冠危険因子を有していれば，急性冠症候群をさらに疑う根拠になる．また，年齢も急性冠症候群を診断する重要な判断材料である．冠危険因子を複数有する患者であれば，30～40代の若年患者でも急性冠症候群の可能性を考えるべきであるが，冠危険因子を持たない若年患者ではその可能性は低い．また，30～40代の急性冠症候群の患者は男性が多く，女性の場合は家族性高コレステロール血症や重度の糖尿病罹患歴など強力な冠危険因子がなければ極めてまれである．

迅速に実施できる心電図，心臓超音波を活用する

　急性冠症候群は循環器救急疾患である．ときには患者がERで心室頻拍や心室細動など致死的不整脈を起こし急変する場合や，来院後に血圧低下や徐脈などバイタルが崩れる場合がある．特に，胸部症状が持続しており心電図ST変化を認める場合には，STEMIやNSTEMIといった，心筋壊死がまさに進行している可能性があり，緊急対応が必要である．急性冠症候群を疑った場合，ERで簡便かつ迅速に実施できる検査は，心電図と心臓超音波である．これらの結果次第では，血液検査結果を待たずに，確定診断のために緊急冠動脈カテーテル検査へ移行する必要がある．心電図，心臓超音波についてのポイントは以下のとおりである．

■ 1．心電図は比べることが大切である

　急性冠症候群の診断を行ううえで，心電図は検査の根幹である．しかし，早期再分極によるST上昇や，左室肥大strainパターンに

よるST低下，脚ブロックなどにより，ST変化の評価が困難な場合がある．もし，以前の心電図が存在するのであれば，心電図を比較することが非常に有用である．また，ERにおいて患者の胸部症状の変化や時間経過により，心電図を繰返し記録し比較することも意義がある．

■ 2. ST上昇は緊急冠動脈カテーテル検査を実施，ST低下は総合的に判断する

冠動脈閉塞により心内膜から心外膜まで貫壁性虚血をきたす場合は，ST上昇を認め，対側誘導でST低下（reciprocal change）を伴う．STEMIと判断した際に，まず行うべきはprimary PCIであり，緊急冠動脈カテーテル検査を実施する．

一方で，ST低下を認める場合は，心エコーや採血結果と合わせて総合的に治療方針を決定する．ST低下は冠動脈閉塞ではなく，心筋酸素需要量が供給量を上回ったことによる相対的心筋虚血（demand ischemia）を示唆する[3]．ST低下は，多枝病変や左主幹部の狭窄など，冠動脈閉塞による貫壁性梗塞とは至っていないものの，虚血範囲が大きい場合と関連がある．高度貧血や感染といった酸素供給量低下や需要量増大による心筋虚血の可能性もあり，必ずしもprimary PCIが治療となるわけではない．NSTEMIに至る場合もまれではないが，ST低下と判断した場合は即座に緊急冠動脈カテーテル検査を実施するのではなく，問診や採血結果を含めた総合的な判断を行うことが必要である．

■ 3. 特徴的な心電図所見（右側胸部誘導，背側部誘導，Wellens症候群）を知っておく

心電図Ⅱ，Ⅲ，aVFでST上昇を認め，右冠動脈支配の下壁心筋梗塞を疑ったときには，右側胸部誘導を実施するとよいかもしれない．V4RのST上昇を認めれば，右室梗塞の可能性が高い[4]．初期治療としては，STEMIに対するprimary PCIの治療方針に変わりはないが，右室梗塞の合併は死亡率が高く，術後管理も異なるため，ER心電図において右室梗塞の可能性を想定することは意義がある．

また，急性冠症候群を疑うも心電図ST変化を認めない患者では，V7〜V9誘導を測定するのも有用である（図1）．回旋枝領域の側壁，後壁梗塞は，12誘導心電図で変化が乏しく，背側部誘導であるV7〜V9誘導を測定することでST上昇を確認できることが

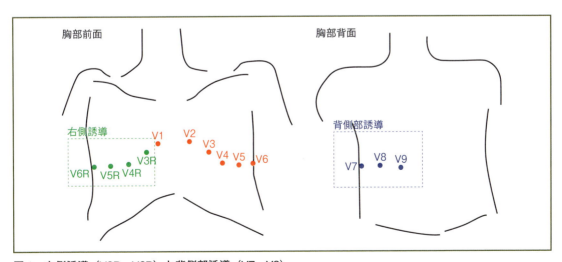

図1　右側誘導（V3R〜V6R）と背側部誘導（V7〜V9）

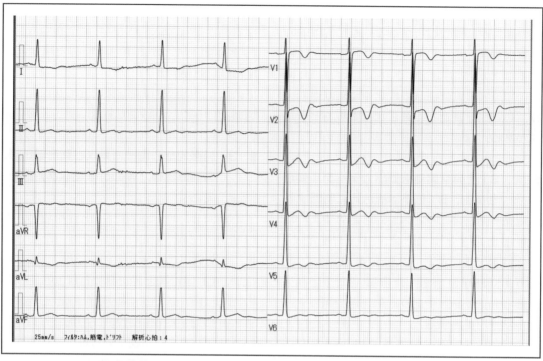

図2 Wellens症候群の心電図
胸痛を主訴に来院した患者．V2～3誘導に深い陰性T波，二相性T波を認める．

ある[5]．

胸痛発作後の心電図で前胸部誘導二相性T波を認めるときはWellens症候群が鑑別に挙がる（**図2**）．Wellens症候群とは，重篤な虚血から解放されたのちに生じる心電図変化であり，診断基準は①V2～3誘導に深い陰性T波か二相性T波が存在すること，②ST上昇はしていないか最小にとどまること（1 mm以下），③前胸部誘導にQ波がないこと，④前胸部誘導でR波が維持されていること，⑤最近の胸痛が存在すること，⑥胸痛を一度自覚した後の症状が消失した時間帯に心電図変化があること，⑦心筋逸脱酵素は正常かわずかな上昇であること，となっている．Wellens症候群は，左前下行枝近位部の高度狭窄による心筋障害が示唆され，平均8.5日で急性心筋梗塞へ移行するといわれている[6,7]．前胸部誘導で二相性T波を認めたときは注意を要する．

心臓超音波は順序立てて評価を行う

心臓超音波は評価に見落としがないように，自分なりに評価する順序を決めて実施するのがよい．急性冠症候群を疑ったとき，注目すべき点は以下のとおりである．

■ 1．左室壁運動異常はあるか？

左室壁運動異常，asynergyの有無を評価する．ST上昇を認める場合は，ST上昇で示される領域がasynergy箇所と矛盾がないことを確認する．びまん性左室壁運動異常やST上昇領域以外の箇所に壁運動低下を認める場合には多枝病変の可能性を考える．冠動脈支配によらない広範なST上昇，びまん性壁運動低下では心筋炎が，心尖部全周性無収

縮（apical ballooning）を認める場合ではたこつぼ型心筋症が疑われる．また，心囊液を認める場合では，心破裂や大動脈解離の合併がないかを注意深く評価する．

2．弁膜症はないか？

弁膜症の合併がないかを評価する．特に大動脈弁の評価は大切である．高度大動脈弁逆流症を認める場合は大動脈バルーンパンピング挿入が禁忌であり，高度大動脈弁狭窄症を認める場合は硝酸薬が過度な血圧低下をきたすリスクがあり禁忌となっているからである．

また，大動脈弁逆流症や大動脈弁輪部拡大を認める場合には，大動脈解離の否定をする．大動脈基部で flap を認めないことや背部痛がないことを確認する．場合によっては，腹部大動脈や頸動脈を超音波で描出し，解離腔がないことを確認するのも有用である．急性大動脈解離から冠動脈閉塞や狭窄をきたし，急性心筋梗塞の合併を認めることがあり，否定ができなければ躊躇なく大動脈造影 CT で評価を行う必要がある．

3．右室異常所見はないか

Ⅱ，Ⅲ，aVF の ST 上昇といった右冠動脈を責任血管とする急性冠症候群では，右室梗塞の合併により，右室壁運動低下，右室拡大，心室中隔扁平化といった所見を認めることがある．また，急性肺血栓塞栓症は胸痛，右側胸部誘導の陰性 T 波所見を認めることがあり，右室負荷所見を認めた場合は，これを鑑別疾患として考える必要がある[8]．

採血検査結果を確認する

採血検査で心筋バイオマーカー（トロポニン T）の上昇がないかを確認する．CK/CKMB といった従来の心筋逸脱酵素より，心筋バイオマーカーの方がより早期から鋭敏に心筋障害を反映する．心筋バイオマーカー上昇が認めれば，STEMI，または NSTEMI の診断となるが，発症から超早期の採血結果ではトロポニン陰性の場合もある．ST 低下所見では，貧血や感染といった demand ischemia の原因がないかを確認する．

診断に苦慮すれば，ER で冠拡張薬を試してみるのもよい

急性冠症候群を疑うが心電図変化に乏しい場合では，ER でニトロペン® やミオコール® スプレーなどを投与し，投与前後の胸部症状変化や心電図変化を比較してみてもよい．胸痛の改善や心電図 ST 改善を認めれば，急性冠症候群を示唆するひとつの根拠となる．

鑑別疾患を考える

突然の胸痛で救急搬送となり，心電図変化を伴う鑑別疾患としては以下のものがある．

1．たこつぼ型心筋症

胸痛，ST 上昇，左室 apical ballooning 様の壁運動低下を認める場合，たこつぼ型心筋症を疑う．たこつぼ型心筋症も急性冠症候群と同様，トロポニン T などの心筋逸脱酵素上昇を伴う．急性冠症候群との鑑別は難しく，冠動脈造影検査での精査が必要である．情動的ストレス，身体的ストレスを契機とし，中年女性に発症することが多い．しかし

ながら，心尖部から下壁まで回り込むような，非常に灌流域が大きい左前下行枝を責任血管とする急性冠症候群では，apical ballooning 様の壁運動低下を認める場合があり注意を要する．

2. 冠攣縮性狭心症

胸痛，ST 上昇を認める冠危険因子に乏しい若年患者では，冠攣縮性狭心症を念頭におく．確定診断目的に冠動脈カテーテル検査は必要であるが，冠攣縮性狭心症ではニトロペン®やミオコール®スプレーといった冠拡張薬で胸痛の改善，ST 改善を認める場合もあり，ER で反応を試す価値もある．

[文　献]

1) Yamamoto T, Takayama M：Tokyo CCU Network. J Jpn Coron Assoc 21：132-136, 2015
2) Guidelines for the management of patients with ST-elevation acute myocardial infarction（JCS 2013）
3) Sandoval Y, Smith SW, Thordsen SE et al：Supply/demand type 2 myocardial infarction. J Am Coll Cardiol 63：2079-2087, 2014
4) Braat SH, Brugada P, de Zwaan C et al：Value of electrocardiogram in diagnosing right ventricular involvement in patients with an acute inferior wall myocardial infarction. Br Heart J 49：368-372, 1983
5) Agarwal JB, Khaw K, Aurignac F et al：Importance of posterior chest leads in patients with suspected myocardial infarction, but nondiagnostic, routine 12-lead electrocardiogram. Am J Cardiol 83：323-326, 1999
6) de Zwaan C, Bär FW, Wellens HJ：Characteristic electrocardiographic pattern indicating a critical stenosis high in left anterior descending coronary artery in patients admitted because of impending myocardial infarction. Am Heart J 103：730-736, 1982
7) de Zwaan C, Bär FW, Janssen JH et al：Angiographic and clinical characteristics of patients with unstable angina showing an ECG pattern indicating critical narrowing of the proximal LAD coronary artery. Am Heart J 117：657-665, 1989
8) Ferrari E, Imbert A, Chevalier T et al：The ECG in pulmonary embolism. Predictive value of negative T waves in precaudial leads - 80 case reports. Chest 111：537-543, 1997

特集 ER，ICUのための循環器疾患の見方，考え方
—エキスパートの診断テクニック—

I．胸痛・背部痛

●各論　急性大動脈解離・大動脈瘤

川崎幸病院・川崎大動脈センター・心臓血管外科 血管内科部門　坏　宏一

Key words　胸痛・背部痛，移動する痛み，引き裂かれる痛み，突然発症

point

- ▶「胸痛・背部痛」をきたす疾患は多いが，致死率の高いものは急性心筋梗塞，急性肺塞栓症，急性大動脈解離，真性大動脈瘤破裂であり，まずこれらの鑑別・除外から始めることが必須である．
- ▶ 急性大動脈解離は，「突然発症の引き裂かれるような強い痛みが移動，高血圧もしくはショック，血圧の左右差（20mmHg以上）」，などが特徴である．
- ▶ また真性大動脈瘤破裂は「突然発症の強い痛み，瘤に一致した痛み，ショック」などが特徴である．

はじめに

「胸痛・背部痛」をきたす疾患は多く，鑑別の際には循環器疾患のみならず，消化器，呼吸器，泌尿器疾患も念頭におく必要がある．しかし，致死率の高いものは急性心筋梗塞（acute myocardial infarction：AMI），急性肺塞栓症（acute pulmonary embolism：APE），急性大動脈解離（acute aortic dissection：AAD），真性大動脈瘤破裂，（ほかに食道破裂，緊張性気胸があるが頻度の点で本稿では割愛）であり，まずこれらの鑑別・除外から始めることが必須である．本稿では「胸痛・背部痛」から上記4疾患を鑑別していく考え方を概説しつつ，主としてAAD，真性大動脈瘤破裂の臨床症状と検査所見の特徴を示す．

痛みの生じる機序

痛みの理解のためには病態の理解が必要である．

AMIの痛み：心筋が虚血に陥ると乳酸，ヒスタミン，キニン，蛋白分解酵素が産生され，それらの痛み物質が生きている周囲の心筋にある知覚神経に作用して痛みが生じる．無症候性のAMIは多くない（10.4％）[1]．

APEの痛み：胸膜痛を呈する場合と，胸骨後部痛のことがあり，前者が末梢肺動脈の閉塞による肺梗塞に起因するもの，後者は中

枢肺動脈閉塞による右室の虚血によるものと考えられている[2]．

AADの痛み：内膜の破綻から大動脈壁に入り込んだ血液が，中膜のレベル（かなり外膜寄り）で方向を長軸方向に変えて中膜を引き裂きながら（＝解離）末梢方向に進行して偽腔が生じる過程で生じる．大動脈の知覚神経は外膜に分布しているとされており，中膜の外膜寄りで裂けていく刺激が外膜に伝わって痛みとして自覚される．大動脈は胸骨裏にある上行大動脈から弓部，さらに下行大動脈と進むにつれて，その位置を前胸部から背部に変えるため，AAD患者はその解離部位によって胸痛および背部痛を訴えることとなる．

真性大動脈瘤の痛み：瘤が破裂することによって起こり，瘤があるだけでは一般に痛みは生じない．

「胸痛・背部痛」からみた各疾患の鑑別

(1) 痛みの部位：胸痛か背部痛か

AMIでは胸痛もしくは胸背部痛であり，背部痛のみをきたす割合は低い．APEは胸痛が多く，背部痛を訴える割合は低い．AADは上行大動脈に解離の及ぶStanford A型は胸痛，及んでいないStanford B型は背部痛が多いが，B型解離の患者でも胸痛を訴えることもあるので注意が必要である．真性瘤破裂は瘤の部位による．瘤が触知される場合は痛みと瘤の部位が一致することが診断のために重要である．以上より，背部痛をみたら大動脈疾患を想起することが必要である．背部痛を主訴とする頻度はAMIの6.6％[3]，AADでは53％（A型47％，B型64％）[4]，腹部大動脈瘤破裂では68％[5]との報告がある．

(2) 痛みの質：圧迫感か引き裂かれるような痛みか

胸部圧迫感，胸部絞扼感と表現される痛み，また胸部不快感と表現されるような痛みはAMIを考える．一方，引き裂かれるような痛み[6]，非常に強い痛みはAADを疑う（**表1**）．大動脈瘤破裂も一般に痛みが強いことが多い．

(3) 発症の仕方：突然発症かなんとなく発症か

前駆症状がある痛み，また発症時間のはっきりしない痛みはAMIに多い．一方，突然，何時何分に発症したとはっきりわかる痛みはAADもしくは大動脈瘤破裂の可能性が高い[6]（**表1**）．

表1 胸痛または背部痛を訴える患者の臨床所見のうち，急性大動脈解離を予測しうるものは何か？

臨床所見	解離 (n=128)	非解離 (n=122)	オッズ比 （95％信頼区間）	p値
痛み				
突然発症	101 (79%)	37 (30%)	8.59 (4.84〜15.26)	<0.001
非常に強い	110 (86%)	67 (55%)	5.02 (2.72〜9.26)	<0.001
引き裂かれるような	79 (62%)	7 (6%)	26.49 (11.41〜61.48)	<0.001
移動する	56 (44%)	7 (6%)	12.78 (5.52〜29.57)	<0.001
身体所見				
血圧の左右差	49 (38%)	1 (1%)	75.05 (10.16〜554.6)	<0.001

（文献8を参照して作成）

(4) 移動する痛み

痛みの部位が移動する場合はAADの可能性が高く、特異度の高い所見である[6]（表1）。「最初は胸が痛かったが、痛みが徐々に背中から腰に移動した」などのように解離の進展とともに痛みの部位が変わる。それは短時間であることもあるが、時間をかけて変わっていく場合もあり、さまざまである。

「胸痛・背部痛」以外の症候・検査所見からみた4疾患の鑑別

(1) AMI

「胸痛・背部痛」の患者はまず特異度の高い検査である心電図を行う。ここでSTが上昇していればAMIである可能性はかなり高い。鑑別疾患として、心膜炎、心筋心膜炎がある。次いで、心エコーを行い、心電図から予想される虚血部位と心エコーによる壁運動の低下部位が一致すればAMIの可能性がさらに高いと判断し、すぐに心臓カテーテル検査を行う。

Troponin Tなどの生化学バイオマーカーは上昇するまでに時間がかかるため、カテーテル検査をするか否かの判断にはむかない。Troponin Tの結果を待つことなく一刻も早い再灌流をめざす。

冠動脈造影によって閉塞部位を同定するが、閉塞がすでに解除されている場合でも、疾患の本質は心筋が何らかの原因で障害されることであるので、心電図変化があってTroponin TもしくはIが一定以上であるものをAMIと定義している。

本疾患を疑うkey wordは「胸部圧迫感・絞扼感、心電図におけるST上昇、心エコーにおける壁運動の低下、心筋逸脱酵素の上昇」である。

(2) APE

心電図と心エコーでAMIが除外されたらば、心エコーで右室負荷所見（右室の左室への圧排所見、TRなどの肺高血圧所見）がないかどうかを確認する。心電図における右室負荷所見（SIQⅢTⅢ：Ⅰ誘導のS、Ⅲ誘導における陰性T波、Q波、さらに前胸部誘導の陰性T波）を確認できればなおよい。

APEの典型症例は「胸痛（43%）」よりもむしろ「呼吸困難（72%）」である[7]。血液ガス所見における「低酸素血症」は重要な所見であるが、むしろ「低CO_2血症」が重要である。

確定診断は造影CTで肺動脈における血栓もしくは塞栓物質の確認による。

血液検査はAPE診断のために特異度の高い検査はない。D-dimer測定は、感度の高い検査としてスクリーニングに有用であるので、本疾患の除外に用いられる。

本疾患のkey wordsは「呼吸困難、胸痛、低酸素血症、低CO_2血症、心エコーにおける右室負荷所見、三尖弁閉鎖不全およびそれから推定される肺高血圧」である。

(3) AAD

最も重要なことは「胸痛・背部痛」をみたときに本疾患を念頭におくことである。

心電図と心エコーでAMIもしくは不安定狭心症とAPEが強く疑われなければ、本疾患の確定診断のためにCT検査を行う。造影CTが必要だが単純CT（閉塞型では偽腔がhigh densityとなり急性期であることが推定可能で、また大動脈瘤の壁在血栓との鑑別に有用）、および造影遅延相（偽腔の血栓化の程度が確認できる。偽腔は単純CTで血栓化しているようにみえても遅延相で造影されれば、偽腔は開存していると考える）の撮像が望ましい。

CT以外の検査では、エコー検査が重要である。心エコーで上行大動脈にflap（偽腔と真腔を隔てている隔壁）が認められれば大動脈解離は確定する。心エコーに限らず胸骨

窩，心尖部，心窩部，臍部などは大動脈を観察できる window である．「胸痛・背部痛」を訴える患者において，上肢血圧を左右で測定して 20 mmHg 以上の差があれば，「左右差あり」として AAD を強く疑ってよい．「胸背部痛を伴った血圧の左右差」は，特異度は高いが感度は 30％程度なので，血圧の左右差がないことが解離を否定することにはならない．血圧に関しては「大動脈解離→高血圧」の印象があるが，必ずしもそうではない．B 型解離は高血圧を呈していることが多いが，A 型解離は心タンポナーデでショックとなっていること，またそれらの合併症がなくても正常血圧であることが多い[8]．胸部 X 線写真では大動脈弓部に石灰化像を認め，それが内側に 10 mm 以上シフトしている場合に「カルシウムサイン陽性」と定義され，大動脈解離（急性かどうかはわからない）と診断できる．血液データでは，AMI におけるトロポニンTのように特異度の高い診断マーカーが，AAD には存在しない．D-dimer に関しては，感度は高いが特異度の低い診断マーカーであり，APE 同様に除外には役に立つが診断には役に立たない．

症状では前述のごとく「痛みの質」が重要で，「突然発症の引き裂かれるような激しい痛みが移動する」であれば AAD を強く疑う．しかし，無痛性の AAD が 6％程度あること[9]は念頭におくべきである．「胸部痛・背部痛」以外の症候は非常に多彩である．AAD の症状は「破裂」と「分枝血流障害」によって起こる．「破裂」の多くは上行大動脈の心膜翻転部位まで起こるために，胸腔内ではなく心膜腔に出血して心タンポナーデとなり，急激な血行動態の破綻をきたして心肺停止に陥る．「分枝血流障害」は偽腔によって大動脈分枝が圧排されて血流低下が起こる，もしくは解離が直接分枝に及んで，分枝の血流低下が起こる．「冠動脈血流低下→心筋梗塞」「頸部 3 分枝血流低下→脳梗塞→意識障害，麻痺」，「腹腔動脈血流低下→肝障害，脾梗塞→腹痛」「上腸管動脈血流低下→腸管虚血→腹痛」「腎動脈血流低下→腎梗塞→背部痛」「総腸骨動脈血流低下→下肢虚血→下肢痛」など多彩であり，本疾患を想起しなければ診断にはたどりつかず，誤診率は 38〜57％と高い[10,11]．

本疾患を疑う key words は「強い胸背部痛，突然発症の引き裂かれるような痛みが移動，血圧の左右差 20 mmHg 以上，180 mmHg 以上の高血圧，ショック，心嚢液貯留」である．

（4）真性大動脈瘤破裂

大動脈瘤は破裂するまで無症状であることがほとんどである．腹部大動脈瘤の場合に痩せた患者であれば，瘤を触知することもある．嚥下困難（胸部下行大動脈瘤），便秘などの消化管通過障害（腹部大動脈瘤）などの症状が自覚できることは多くない．健康診断（胸部 X 線写真における大動脈弓の拡大，腹部エコーによる腹部大動脈瘤の発見）で気づかれることもある．

ひとたび破裂すると激烈な痛みを自覚することとなる．破裂後の救命率は 50％に満たないことから，破裂前に待機的な手術を施行することが必要である．CT もしくは肉眼における瘤の位置と，痛みを自覚する場所の一致を確認することは，診断のために重要である．

血液検査としては出血に起因する貧血が重要であるが，出血直後であれば貧血とならないこともあり注意が必要である．腹部大動脈瘤破裂の場合にはエコーで瘤と血腫を確認できる場合もあるが，エコーの確認は直接に瘤を圧迫することとなるので，深追いは厳禁である．胸部大動脈瘤破裂の場合にはエコーで胸水を確認すれば血性胸水の可能性が考えられる．

大動脈瘤の確定診断は CT による．破裂か否かは大動脈瘤を確認したうえで，周囲に血

腫があるかどうかで診断する．これは単純CTでも判定できることが多いが，破裂部位は造影CTでないとわからない．血腫が血管外に認められなくても，痛みの部位に一致した瘤があり，瘤内の壁在血栓に高輝度の部分があれば，急速拡大に伴って壁在血栓が崩れてそこに血液が流入した可能性があり[12]，切迫破裂と診断されることもある．近年では画像所見で破裂がはっきりしない場合で，瘤の位置に一致した痛みが持続するならば「症候性大動脈瘤」として緊急治療の対象とし，それ以外の「無症候性大動脈瘤」と区別する考え方もある．

本疾患を疑う key words は「突然発症の激しい痛み，ショック，貧血，瘤の触知」である．

おわりに

胸痛・背部痛は致死的疾患の症状として認識することが重要であり，急性心筋梗塞，急性肺塞栓症，急性大動脈解離，真性大動脈瘤破裂を「念頭におく」ことが最も重要であり，見落としを防ぐためにまず必要である．

[文献]

1) Cho JY, Jeong MH, Ahn YK et al；Korea Acute Myocardial Infarction Registry Investigators：Comparison of outcomes of patients with painless versus painful ST-segment elevation myocardial infarction undergoing percutaneous coronary intervention. Am J Cardiol 109：337-343, 2012
2) 日本循環器学会：循環器病の診断と治療に関するガイドライン（2008年度合同研究会報告）肺血栓塞栓症および深部静脈血栓症の診断，治療，予防に関するガイドライン（2009年改訂版）p12, 2009 www.j-circ.or.jp/guideline/pdf/JCS2009_andoh_h.pdf
3) Culić V, Mirić D, Eterović D：Correlation between symptomatology and site of acute myocardial infarction. Int J Cardiol 77：163-168, 2001
4) Hagan PG, Nienaber CA, Isselbacher EM et al：The International Registry of Acute Aortic Dissection (IRAD)：New insight into an old disease. JAMA 283：897-903, 2000
5) Aburahma AF, Woodruff BA, Stuart SP et al：Early diagnosis and survival of ruptured abdominal aortic aneurysms. Am J Emerg Med 9：118-121, 1991
6) von Kodolitsch Y, Schwartz AG, Nienaber CA：Clinical prediction of acute aortic dissection. Arch Intern Med 160：2977-2982, 2000
7) 岡田　修，佐久間聖仁，中村真潮 他：肺血栓塞栓症急性型と慢性肺高血圧型の診断手技と臨床病態―肺塞栓症研究会共同作業部会報告．Ther Res 22：1481-1486, 2001
8) Li Y, Yang N, Duan W et al：Acute aortic dissection in China. Am J Cardiol 110：1056-1061, 2012
9) Park SW, Hutchison S, Mehta RH et al：Association of painless acute aortic dissection with increased mortality. Mayo Clin Proc 79：1252-1257, 2004
10) Spittell, PC, Spittell JA Jr, Joyce JW et al：Clinical features and differential diagnosis of dissection；experience with 236 cases（1980 through 1990）. Mayo Clin Proc 68：642-651, 1993
11) Sullivan PR, Wolfson AB, Leckey RD et al：Diagnosis of acute aortic dissection in the emergency department. Am J Emerg Med 18：46-50, 2000
12) Arita T, Matsunaga N, Takano K et al：Abdominal aortic aneurysm：rupture associated with the high-attenuating crescent sign. Radiology 204：765-768, 1997

特集 ER，ICUのための循環器疾患の見方，考え方
―エキスパートの診断テクニック―

I．胸痛・背部痛

●各論　急性心膜炎

静岡医療センター　循環器内科　鈴木啓士（すずき けいし）

Key words　急性心膜炎，心筋心膜炎

point

▶ 急性心膜炎の診断基準4項目の把握．

▶ 治療におけるコルヒチン併用の有用性．

急性心膜炎の鑑別/診断

急性心膜炎は心膜と心筋の外層である心外膜に急性炎症を起こす病態である．心電図変化を伴う胸痛で発症するため，急性心筋梗塞との鑑別を必要とする．急性心膜炎の診断はImazioらにより提案されており，4つの基準のうち，2つ以上を満たせば診断に至る[1]．その基準とは，①胸痛，②心膜摩擦音，③心電図における新規の広範な誘導でのST上昇もしくはPR低下，④心囊液貯留である（表1）．また，白血球だけでなく，CRPや血沈などの炎症マーカーの上昇やCTおよび心臓MRIでの心膜の炎症所見も診断の一助となり，病勢の評価や治療の効果判定にも有用である[2]．胸部X線写真は正常であることが多く，その理由としては心囊液が約300 mL以上貯留しないと心胸郭比の増加を認めないからである[3]．以上のことから，急性心膜炎を疑う患者へは，心電図，心エコー，胸部X線写真，採血の検査が必須であり検査結果より鑑別と診断を行う．

表1　急性心膜炎の診断基準

以下の4項目のうち2つ以上を満たす
①胸痛 鋭い痛みで，前かがみで改善することが多い．85〜90%で認められる．
②心膜摩擦音 胸骨左縁上で聴取しやすい，吸気呼気双方で認める．33%以下で認められる．
③心電図における新規の広範な誘導でのST上昇もしくはPR低下 ST上昇はaVR以外の全誘導で認め，凹型．鏡面像を認めないのが特徴．60%以上で認められる．
④心囊液貯留 少量のことが多い．60%以上で認められる．

（文献1より引用）

急性心膜炎の原因

心膜疾患の原因を表に示す（**表2**）．ただし，一般的に，心膜炎の原因を同定することは必須ではないとされている．特に結核の罹患率が低い地域ではなおさらである．その理由は一般的な心膜炎の原因の場合は比較的予後が良好であることと，診断率が低いことが挙げられている[4]．

表2　心膜疾患の原因

感染性
ウイルス性 　エンテロウイルス，ヘルペスウイルス，アデノウイルス，パルボウイルスなど
細菌性 　結核，肺炎球菌，レジオネラ，リステリアなど
真菌性 　カンジダ，アスペルギルスなど
非感染性
自己免疫疾患 　SLE，Sjögren症候群，慢性関節リウマチ，サルコイドーシスなど
腫瘍性 　悪性腫瘍，転移性腫瘍
代謝性 　尿毒症，粘液水腫，神経性食欲不振症など
その他 　薬剤性，外傷性など

急性心膜炎の重症度評価と入院の必要性

心膜炎において，ウイルス性ではない特定の疾患が原因と診断された場合や予後不良因子を有する場合は合併症（心タンポナーデや再発，収縮性心膜炎への移行）を発症する可能性が高いといわれている[5]．予後不良因子の主なものとして，38℃以上の高熱，亜急性の経過（発症が不明で症状が数日継続），大量の心嚢液（拡張期のエコーフリースペースが20mm以上），心タンポナーデ，NSAIDsへの反応不良が挙げられている．急性心膜炎の診断後は，全身性炎症疾患などの特定の疾患が原因と診断された場合や予後不良因子を有する場合は高リスク群と判断し入院にて精査加療を行う．高リスク群にあてはまらなければ，NSAIDsを投与し，外来にて精査加療を行う．1週間後のフォローアップにて改善を認めなければ，中リスク群として入院加療を行い，改善を認めれば，外来でのフォローアップを継続する[6]（**図1**）．症状の改善およびCRPの正常化が得られるまでは安静を基本とする[7]．

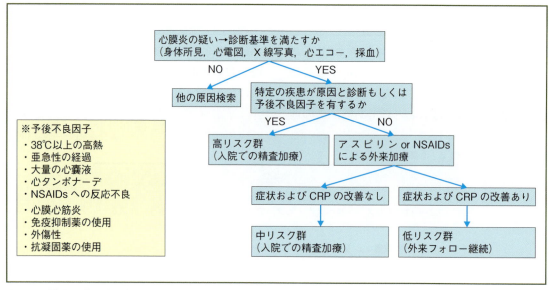

図1 心膜炎の重症度評価

(文献6より引用)

急性心膜炎の治療

急性心膜炎の治療はアスピリンもしくはNSAIDsが第一選択である[8]．アスピリンは，750〜1,000 mgを1日3回8時間ごとの投与で，1〜2週間継続が推奨されている．症状およびCRPの改善を指標に，1週間ごとに250〜500 mgの減量を行う．NSAIDsの中ではイブプロフェンの使用が推奨されている．イブプロフェンは，200 mgを1日3回8時間ごとの投与で，1〜2週間継続が推奨されている．症状およびCRPの改善を指標に，1週間ごとに200〜400 mgの減量を行う．2013年にはImazioらの報告により，急性心膜炎の治療において，**アスピリンもしくはNSIADsにコルヒチンを追加投与することで症状持続率，入院率，再発率が減少す**ることが示された[9]．これを受け，アスピリンもしくはNSAIDsに加え，コルヒチンを体重70 kg以下の場合0.5 mg 1日1回，体重70 kg以上の場合0.5 mg 1日2回を3ヵ月間投与することも推奨されている（**表3**）．少量ステロイドの使用は，病状の慢性的な進行を促す可能性や薬物依存を生じるリスクがあり，アスピリンもしくはNSAIDsにコルヒチンの追加投与を施行しても改善が得られない場合，もしくは原因が感染性ではなく自己免疫性疾患と判断された場合にのみ考慮される．処方例としてはプレドニゾロン0.2〜0.5 mg/kg/dayを継続し，症状の改善とCRPの正常化が得られれば減量を考慮する[10]．

表3 急性心膜炎の治療

薬剤	用量	期間	減量
アスピリン	750〜1,000 mgを1日3回8時間ごと	1〜2週間継続	1週間ごとに250〜500 mgの減量
イブプロフェン	200 mgを1日3回8時間ごと	1〜2週間継続	1週間ごとに200〜400 mgの減量
コルヒチン	体重70 kg以下の場合0.5 mg 1日1回 体重70 kg以上の場合0.5 mg 1日2回	3ヵ月間	必須でない

急性心膜炎の予後

　急性心膜炎の大半を占めるウイルス性や特発性の心膜炎の長期予後は良好である[11]．
　ウイルス性や特発性の心膜炎で心タンポナーデを生じることはまれであり，悪性腫瘍や結核，化膿性の心膜炎に多いことが知られている．収縮性心膜炎を生じるのはウイルス性や特発性の場合が1%以下であり，自己免疫疾患や腫瘍性で2〜5%，細菌性で20〜30%で特に結核性，化膿性で多いことが報告されている[11]．特発性の急性心膜炎ではコルヒチンを治療に用いなかった場合，約15〜30%が再発を起こすという報告もあり，コルヒチン併用の重要性が示されている[9]．

心筋への炎症の波及

　心膜炎と心筋炎の原因には共通するものが多く，心膜の炎症が心筋に波及する症例を経験することがあり，心膜心筋炎とよばれる．①心膜炎の診断，②呼吸不全，動悸，胸痛などの症状や，心電図変化（ST-T変化，上室性または心室頻拍など），新規発症の局所および全般的な左室収縮機能障害，③他の原因の除外，④心筋逸脱酵素の上昇，心筋障害を示唆する画像所見の4項目のうち，①②③を満たすものを心膜心筋炎の疑い，①②③④を満たすものを心膜心筋炎の臨床的診断，生検にて心筋炎が診断された場合は心膜心筋炎の確定診断とされている[12]．心膜心筋炎が疑われた際は，入院による鑑別診断および心筋障害のモニタリングが推奨される．動脈硬化のリスク因子や臨床症状にもよるが，冠動脈造影にて急性冠症候群の否定や心臓MRIでの虚血性心筋障害の否定が有用である．心膜心筋炎の治療は，入院における安静である．胸部症状の改善には急性心膜炎と同様にアスピリンもしくはNSAIDsの治療が推奨され，有用でない場合は少量ステロイドの併用も推奨されている[12]．心膜心筋炎の予後は一般的には良好であり，心不全の発症や死亡率は低いとされている[13]，重度の心筋障害を起こす可能性は否定できず，心筋障害のモニタリングは必須であると考えられる．

[文　献]

1) Imazio M：Contemporary management of pericardial diseases. Curr Opin Cardiol 27：308-317, 2012
2) Imazio M, Brucato A, Maestroni S et al：Prevalence of C-reactive protein elevation and time course of normalization in acute pericarditis：implications for the diagnosis, therapy, and prognosis of pericarditis. Circulation 123：1092-1097, 2011
3) Imazio M, Adler Y：Management of pericardial effusion. Eur Heart J 34：1186-1197, 2013
4) Imazio M, Spodick DH, Brucato A et al：Controversial issues in the management of pericardial diseases. Circulation 121：916-928, 2010
5) Imazio M, Cecchi E, Demichelis B et al：Indicators of poor prognosis of acute pericarditis. Circulation 115：2739-2744, 2007
6) Imazio M, Gaita F：Diagnosis and treatment of pericarditis. Heart 101：1159-1168, 2015
7) Seidenberg PH, Haynes J：Pericarditis：diagnosis, management, and return to play. Curr Sports Med Rep 5：74-79, 2006
8) Imazio M, Brucato A, Trinchero R et al：Individualized therapy for pericarditis. Expert Rev Cardiovasc Ther 7：965-975, 2009

9) Imazio M, Brucato A, Cemin R et al；ICAP Investigators：A randomized trial of colchicine for acute pericarditis. N Engl J Med 369：1522-1528, 2013
10) Imazio M, Brucato A, Cumetti D et al：Corticosteroids for recurrent pericarditis：high versus low doses：a nonrandomized observation. Circulation 118：667-671, 2008
11) Imazio M, Brucato A, Maestroni S et al：Risk of constrictive pericarditis after acute pericarditis. Circulation 124：1270-1275, 2011
12) Imazio M, Cooper LT：Management of myopericarditis. Expert Rev Cardiovasc Ther 11：193-201, 2013
13) Uiatti A, Merlo M, Pinamonti B et al：Clinical presentation and long-term follow-up of perimyocarditis. J Cardiovasc Med（Hagerstown）14：235-241, 2013

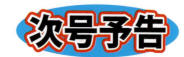

特集 ER，ICU のための循環器疾患の見方，考え方
―エキスパートの診断テクニック―

I．胸痛・背部痛

●各論　急性下肢虚血

同愛記念病院　循環器科　高橋保裕

Key words　急性下肢虚血，血栓塞栓症，SIS/ISVS 分類

point

- 急性下肢虚血は動脈閉塞により下肢への血流が突然に遮断されることにより起こる，下肢および生命の逼迫した状態である．
- 初期診断は下肢疼痛，色調不良，下肢動脈拍動の触知不良，画像診断（超音波，造影 CT，血管造影）によってなされるが，近年は，疼痛を訴えることができずに色調不良などで発見される寝たきりの高齢者も増えている．
- 多くは心房細動によりできた血栓が塞栓の原因となるため多発塞栓を考慮し，下肢だけではなく，頭蓋内，上肢，腹部臓器の塞栓症の評価を同時に行う必要がある．
- 治療には薬物療法（抗凝固療法，線溶療法），カテーテル治療，外科的血栓摘除（フォガティーカテーテル），外科的バイパス術がある．
- 発症から治療開始までのゴールデンタイムは 6〜8 時間といわれているが，個々の症例で虚血の程度は異なるため，発症から長時間経過している，あるいは発症時間が不明な症例であっても疑った時点で専門医へ紹介することが重要である．
- 再灌流後はコンパートメント症候群や筋腎代謝症候群（myonephropathic metabolic syndrome：MNMS）などの再灌流障害に対する厳重な管理を行うことが必要である．

はじめに

　急性下肢虚血はさまざまな原因（**表 1**）で下肢動脈が急激に閉塞することによって起こる[1]．下肢および生命の非常に逼迫した状態であるため，迅速な診断と治療が必要になる病態である．早期の治療開始が重要ではあるが，発症様式や虚血の程度も個々の症例で異なるため，ゴールデンタイム（通常は 6〜8 時間）が治療方針の決定のためのハードルにはならない．治療は薬物療法に加えて従来からフォガティーカテーテルによる外科的血栓摘除術がゴールデンスタンダードであるが[2]，近年は急性下肢虚血に対するカテーテル治療の報告も増えつつあり[3〜6]，低侵襲であるため高齢者に対しての治療も期待され

表1　急性下肢虚血の原因

塞栓症（70～80%）	血栓症（20～30%）	その他
心原性 ・心房細動 ・心内膜炎 ・人工弁 ・心筋梗塞 ・卵円孔開存，心房中隔欠損 ・肺動静脈瘻 ・心臓腫瘍，左房粘液腫 非心原性 ・大動脈粥状硬化性病変 ・大動脈瘤 ・医原性（カテール関連の空気・血栓など）	閉塞性動脈硬化症（acute on chronic） バイパス・ステント閉塞 Buerger 病 血管炎 筋線維異形成 担癌状態 過凝固状態 ヘパリン起因性血小板減少症 外傷（動脈壁解離）	外傷（鋭的切断） 医原性（PSPC カニューレなどによる閉塞）

（文献1より引用）

る．初期診断医はゴールデンタイムや年齢を考慮せず，診断後の速やかな専門医への紹介が下肢および生命予後の改善につながる．

診断について

1. 問　診
(1) 症状の発症経過
急激な発症の場合には，心房細動などにより心内に形成された血栓の下肢動脈への塞栓が疑われるが，前駆症状として間欠性跛行などがあった場合には動脈硬化性病変での血栓形成などの関与を考慮する．

(2) 既往歴
心房細動などの原因検索が重要であり（表1），また出血性疾患の聴取も今後の抗凝固療法，線溶療法の適応を決定するうえでも必要である．

(3) 疼痛，感覚障害，運動障害の有無と部位
治療方針決定に重要であり，速やかな聴取が重要である．

2. 視　診
皮膚色調不良の有無と部位を検索する．

3. 触　診
(1) 皮膚温低下の有無と部位

(2) 動脈拍動の有無と部位
閉塞部位の同定に重要であり，血行再建のアプローチ部位の選択にも重要である．

4. 生理学的検査
(1) ドップラー血流計（図1）
非常に簡便でベッドサイドで施行可能である．

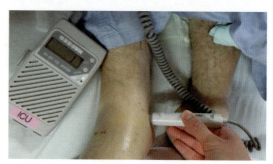

図1　ドップラー血流計
動脈血流は心拍に同調したリズムで聴取できる．静脈血流は連続的で呼吸性変動があり，また末梢側の圧迫でドップラー音の増強が認められる．静脈は圧迫で容易に血流が遮断されるため，トランスデューサーを皮膚に強く押しあてないことが重要である．

5. 画像検査

(1) 血管エコー

腸骨動脈より末梢の閉塞部位の同定が可能であるが，腸管ガスの影響で腸骨動脈領域の描出が困難なことや，腹部大動脈などより中枢での閉塞を診断することは難しい．造影剤を使用せず，ベッドサイドでも施行可能である．

(2) 造影CT

造影剤を使用することで全身の心血管を評価することが可能である．特に心房細動が原因の場合には下肢のみならず多臓器への塞栓症の合併も多いため，脳を含めた全身の塞栓症の評価が可能である．

(3) 血管造影（図2）

閉塞部の同定のためだけの検査としてではなく，血管内治療を行うために行われることが多い．以前は盲目的に行われていたフォガティーカテーテルによる外科的血栓除去も，最近では血管造影下で行われることが多くなっている．

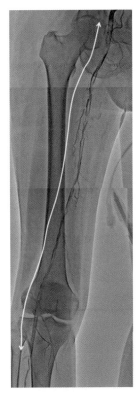

図2 血管造影
総大腿動脈から長区間にわたっての血栓像およびそれによる閉塞（矢印区間）を認める．

6. 閉塞部位

全身の急性動脈閉塞の内訳は大動脈・腸骨動脈18％，大腿動脈28％，膝窩動脈17％，上肢動脈20％，内臓動脈ほか9％と報告されており[7]，動脈の分岐部直後あるいは動脈硬化による狭窄部位で血管径が細くなるため，塞栓部位の多くは分岐部あるいは狭窄の直前である．

7. 重症度分類（表2）

問診，血流検査などを基にしたSIS/ISVS分類が重症度判定に用いられ[1]，治療方針の決定に役立つ．ただし，高齢者などでは知覚消失や筋力低下についての協力が得られない場合も多く，またドップラー血流計は経験も必要であり，明確に分類できない場合もある．

8. 再灌流障害の予測と診断

カテゴリーII以上の症例では再灌流障害の発生を考慮する．

(1) コンパートメント症候群

血行再建後に毛細血管の透過性亢進により局所浮腫，骨格筋区画内圧上昇が起こり，毛細血管，小動脈の閉塞，神経および筋肉の壊死が発生する．筋区画内圧の測定や肢の緊満の程度を触診する．

(2) 横紋筋融解症，筋腎代謝症候群（MNMS）

再灌流後のミオグロビン上昇により，尿細管壊死が起こる．CPK 5,000 IU/L以上上昇した例では半数が腎不全に陥ると報告されている[1]．血尿，代謝性アシドーシス，CPK上昇，ミオグロビン尿の出現はMNMSの発生を示唆する．

表2 急性下肢虚血重症度分類（SIS/ISVS 分類を修正）

	肢予後	所見		ドップラー血流検査	
		知覚消失	筋力低下	動脈	静脈
Ⅰ．Viable	肢予後は良好	なし	なし	聴取できる	聴取できる
Ⅱ．Threatened viability					
Ⅱa．Marginally	速やかな再灌流療法により救肢可能	足趾のみあるいは　なし	なし	しばしば聴取困難	聴取できる
Ⅱb．Immediately	ただちに再灌流療法を行うことにより救肢可能	足趾より中枢にも安静時痛を伴う	軽度〜中等度	たいてい聴取困難	聴取可能
Ⅲ．Irreversible	救肢不可能 広範囲な下肢組織の喪失と神経障害の残存	広範内知覚消失	広範な麻痺（硬直）	聴取困難	聴取困難

（文献1を参照して作成）

治療について

急性下肢虚血に対する再灌流療法は外科的血栓除去が標準治療とされてきた．近年，血管内治療の進歩とともにカテーテル治療が行われる機会も増えつつある．

1．薬物療法

（1）抗凝固療法

超急性期にはヘパリンの静脈内投与が行われる．ヘパリンからの切り替えとしては原因にもよるが，ワーファリン，直接経口抗凝固薬（DOAC）の投与が行われる．

（2）線溶療法

ウロキナーゼ，rt-PA．全身投与で使用される場合もあるが，再灌流までに時間がかかるため症例を選択して使用すべきである．また，最近ではカテーテル的局所血栓溶解術で使用されることが多い．

2．外科的治療

（1）フォガティーカテーテルによる外科的血栓除去[2]（図3）

鼠径部を cut down し，フォガティーカテーテルで血栓を除去する方法．急性下肢虚血に対する治療のゴールデンスタンダードである．

（2）バイパス術

3．血管内治療（カテーテル治療）

（1）カテーテル的局所血栓溶解術（catheter directed thrombolysis：CDT）[3,4]

多孔式カテーテルを血栓内に挿入し，ウロキナーゼなどの薬剤で血栓を破砕・溶解する．

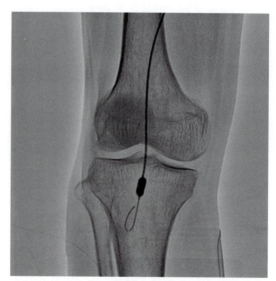

図3　フォガティースルールーメンカテーテル
膝窩動脈から血栓を中枢側に引き抜いている．近年はフォガティーカテーテル挿入時の血管損傷のリスクを減らすために，ガイドワイヤールーメンを有するカテーテルを使用することも多い．

(2) カテーテル的血栓吸引術（percutaneous aspiration thrombectomy：PAT）[5]

カテーテルで血栓を陰圧吸引する方法．使用するカテーテルの径は小さく，1回で吸引できる血栓が限られるため，血栓量が多い場合には不十分な結果に終わることがある．

(3) 経皮的機械的血栓除去術（percutaneous mechanical thrombectomy：PMT）[6]

ベンチュリー効果（カテーテル先端ノズルから噴出するジェットにより陰圧が発生する現象）を利用して，血栓を破砕吸引する方法．やや器質化した血栓では十分な効果が得られない．

(4) 経皮的フォガティーカテーテル血栓除去術

当院ではフォガティーカテーテルによる外科的血栓除去の利点（大量の血栓を除去できる）と血管内治療の利点（cut down を必要とせず低侵襲）を組合わせた治療を行い，良好な成績を収めている．フォガティーカテーテルで引き抜いた血栓を鼠径部より挿入した大口径シース（12〜16Fr）を介して体外へ血栓を除去する方法である（図4）．

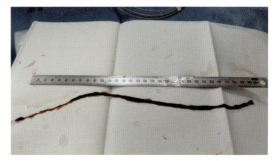

図4 経皮的フォガティーカテーテル血栓除去術により除去された血栓
フォガティースルールーメンカテーテルで引き抜いてきた血栓を，鼠径部から挿入した16Frシースから回収した．

4．合併症に対する治療

(1) コンパートメント症候群

筋区画内圧20〜40mmHg以上[1,8]や肢の緊満がある例では筋膜切開を行う．

(2) 筋腎代謝症候群（MNMS）

第一に水分負荷（点滴）を行い，尿アルカリ化，透析療法（再灌流療法中も考慮）を行う．マンニトールの投与や血漿交換についてのエビデンスは得られていない．また，多臓器不全や播種性血管内凝固の合併についても対応する[1]．

発症〜治療までのフローチャート

フローチャートを図5に示す．

おわりに

急性下肢虚血は下肢のみならず生命をも脅かす緊急を要する疾患である．多くの症例で初診時の問診，視診，触診で診断することができるため，これらを迅速に行うことで肢および生命予後の改善につながる可能性がある．また，救肢の断念は専門医が行うべき判断であり，初診医はすみやかに専門医へコンサルトすべきである．

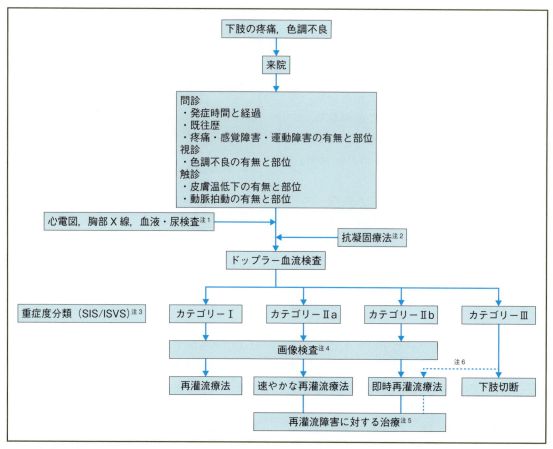

図5 急性下肢虚血の診療フローチャート
注1：血液検査としてはCPK，ALT，AST，LDH，Cr，ミオグロビン，アルドラーゼ，カリウム，凝固系，血液ガス，尿検査としては尿中ミオグロビンなどの評価が重要．
注2：活動性出血がなければ早期にヘパリンの静脈内投与．当院では通常，ヘパリン5,000単位を使用．
注3：重症度分類が困難なこともあるため判断できないときは，至急，専門医へコンサルトする．
注4：Ⅱbにおいては即時血行再建が必要であり，画像検査を行わずに血行再建を行うことも多い．また，初診医がカテゴリーⅢと判断したときでも専門医の診察で再灌流可能とされることもあるため，急性下肢虚血を診断した時点で専門医へ至急コンサルトするべきである．
注5：カテゴリーⅡで再灌流療法を行う場合に，筋腎代謝症候群（MNMS）の発症が予測される場合には再灌流治療中の透析療法を考慮する．
注6：カテゴリーⅢにおいても専門医の診断で再灌流療法を行う場合がある．この場合，MNMSの発症は高率であり，厳重な術中・術後管理が必要である．

（文献1を参照して作成）

［文　献］

1) Norgren L, Hiatt WR, Dormandy JA et al：TASC Ⅱ Working Group：Inter-Society Consensus for the Management of Peripheral Arterial Disease（TASC Ⅱ）. J Vasc Surg 45(Suppl)：S5-S67, 2007
2) Fogarty T：Historical reflections on the management of acute limb ischemia. Semin Vasc Surg 22：3-4, 2009
3) Ouriel K, Veith FJ, Sasahara AA：A comparison of recombinant urokinase with vascular surgery as initial treatment for acute arterial occlusion of the legs. Thrombolysis or Peripheral Arterial Surgery (TOPAS) Investigators. N Engl J Med 338：1105-1111, 1998
4) Weaver FA, Comerota AJ, Youngblood M et al：Surgical revascularization versus thrombolysis for nonembolic lower extremity native artery occlusion：results of a prospective randomized trial. J Vasc

Surg 24:513-523, 1996
5) Starck EE, McDermott JC, Crummy AB et al:Percutaneous aspiration thromboembolectomy. Radiology 156:61-66, 1985
6) Ansel GM, Botti CF Jr, Silver MJ:Treatment of acute limb ischemia with a percutaneous mechanical thrombectomy-based endovascular approach:5-year limb salvage and survival results from a single center series. Catheter Cardiovasc Interv 72:325-330, 2008
7) Abbott WM, Maloney RD, McCabe CC et al:Arterial embolism:a 44 year perspective. Am J Surg 143:460-466, 1982
8) 2014年度合同研究班報告:末梢閉塞性動脈疾患の治療ガイドライン(2015年改訂版)Guidelines for the management of peripheral arterial occlusive diseases(JCS 2015)

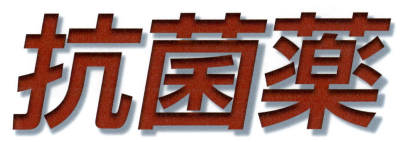

好評発売中

救急・集中治療
Vol.29 臨時増刊号 2017

ER・ICUにおける
手技の基本と実際
― ベテランに学ぶトラブル回避法 ―

特集編集　西村 匡司

B5判／本文306頁
定価（本体6,400円＋税）
ISBN978-4-88378-550-6

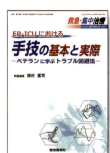

目　次

Ⅰ　総　論
- 標準予防策・清潔操作（ガウンテクニックなど）

Ⅱ　気道の確保・呼吸管理
- 気管挿管・気管チューブの固定
- 抜　管
- 気管切開/輪状甲状間膜穿刺・切開
- 酸素療法（低流量システム・高流量システム）
- 非侵襲的陽圧人工呼吸管理
- （侵襲的）人工呼吸管理

Ⅲ　穿刺とドレナージ術
- 胸腔穿刺と胸腔ドレナージ
- 心嚢穿刺
- 腹腔穿刺と腹腔ドレナージ
- 腰椎穿刺と髄液検査

Ⅳ　外傷・熱傷・整形外科的疾患
- 創処置の実際
- 減張切開

Ⅴ　消化管に対する処置
- 胃管の挿入法
- イレウス管の挿入法（従来法）と管理について
- 栄養チューブ

Ⅵ　カテーテル手技
- 末梢静脈カテーテル
- PiCCOカテーテル
- PICC（末梢挿入型中心静脈カテーテル）
- 中心静脈カテーテル
- 肺動脈カテーテル
- 動脈穿刺と動脈ライン留置
- 尿道カテーテル
- 血液浄化用ダブルルーメンカテーテル

Ⅶ　内視鏡手技
- 気管支鏡検査+BAL
- 消化管内視鏡検査・治療

Ⅷ　急性期管理
- IABP（大動脈内バルーンパンピング）
- PCPS（経皮的心肺補助装置）
- VV ECMO（静脈-静脈膜型人工肺）
- VA ECMO（静脈-動脈膜型人工肺）
- 心拍出量モニター
- Defibrillation
- Cardioversion

Ⅸ　その他
- 経食道心エコー
- FASTの普及　―skillからcompetencyへ―
- 肺エコー
- ICP（頭蓋内圧）測定
- 膀胱内圧測定
- 体温管理
- グラム染色

■索引

総合医学社
〒101-0061　東京都千代田区神田三崎町1-1-4
TEL 03(3219)2920　FAX 03(3219)0410　http://www.sogo-igaku.co.jp

特集 ER, ICUのための循環器疾患の見方, 考え方
―エキスパートの診断テクニック―

II. 呼吸困難・動悸

●総論 呼吸困難・動悸

トヨタ記念病院 循環器科 山本 大, 岩瀬三紀

Key words 気道閉塞, 不整脈, 肺塞栓

point

- ▶ 呼吸困難・動悸の原因は多岐にわたる.
- ▶ 鑑別診断と処置を同時に進行して診療に当たる必要がある.
- ▶ まず気道閉塞を除外して, 呼吸困難について鑑別診断する.
- ▶ 動悸の原因は不整脈自体ではない場合が多い.

はじめに

尾張地方(名古屋近辺)の方言に『ずつない』という言葉がある. 老人の患者がこの言葉を訴えた場合, 動悸もあれば, 胸痛や息切れの症例もある. この多様な病態も三河地方(岡崎近辺)の方言では, 『えらい』としばしば表現される. 全国各地で呼吸困難や動悸を表現する同様な方言が多く存在すると推測される. 前述のような地域特有の方言は実感がこもっており, その土地特有の多彩な症状を表現する方言も理解しておくと患者の気持ちの理解がしやすくなる. 包括的に精神的な疾患も含め, 常に緊急性を考えて診断と治療を並行して対応する必要がある. 本稿では呼吸困難・動悸が主訴となる循環器疾患以外の疾患との鑑別診断を中心に述べる.

呼吸困難の疫学

呼吸困難は, 日常診療で遭遇する訴えであり, 救急外来を訪れる患者の25%が訴えるともいわれ, 健常人でも9～13%の人が息切れを自覚した経験があり, 70歳以上では25～37%という報告もある[1].

呼吸困難を訴える場合は, 心疾患か呼吸器疾患を有する場合が多く, 両臓器に関する病歴聴取が重要である. 病歴から緊急性を評価する必要があり, 会話も不可能ならば, まず気道閉塞や狭窄の有無の診断から開始するべきである. 気道の問題を除外したならば, 心疾患, 呼吸器疾患, その他に3分類し鑑別

表1 呼吸困難を惹起する疾患

- 気道閉塞，血管浮腫，喉頭蓋炎，気道異物，アナフィラキシーなど
- 心血管系：うっ血性心不全，心タンポナーデ，急性冠症候群，肺塞栓症，不整脈など
- 呼吸器疾患：肺炎，気胸，気管支喘息，COPD 増悪など
- 神経筋疾患：ギラン・バレー症候群，重症筋無力症など
- 代謝性・全身性：貧血，甲状腺機能亢進症，敗血症，アシドーシス，サリチル酸（アスピリン）中毒など
- 心因性：過換気症候群

をしながら初療を進める．

呼吸困難を惹起する疾患を表1に挙げる．気道，心疾患，呼吸器疾患以外にも，貧血，神経筋疾患，代謝疾患，中毒，および精神疾患など幅広い疾患を考慮する必要がある．

呼吸困難への対応

呼吸困難の診断フローチャートを図1に示す．まずバイタルサインを中心とした初期アセスメントにより気道における問題の有無を判断し，気道異物，アナフィラキシー，深頸部感染症による気道閉塞の可能性を考える．気道閉塞なら異物除去，アナフィラキシーならエピネフリン 0.3〜0.5 mg をただちに筋注する．深頸部感染症であれば外科的気道確保も視野に入れ，できるだけ早く専門医へ相談すべきである．気道閉塞による呼吸困難は緊急処置が必要であることに留意する．

次に気胸，喘息，COPD 急性増悪といった呼吸器疾患を鑑別する．ポータブル胸部X線撮影は呼吸器疾患と心疾患の鑑別に有用である．また，必要に応じて心電図，心エコー，血液ガス分析，採血などを追加する．

自然気胸はやせ型の若年男性に多いが，続発性気胸は，肺癌や肺気腫などの基礎疾患を有する高齢者に多い．気管変位，皮下気腫，頸静脈の怒張など状態が不安定な緊張性気胸のサインがあれば，ただちに胸腔穿刺およびドレーンを挿入する．

胸部X線写真で，心拡大や肺うっ血を認める典型的な心不全の場合は，診断に迷うこ

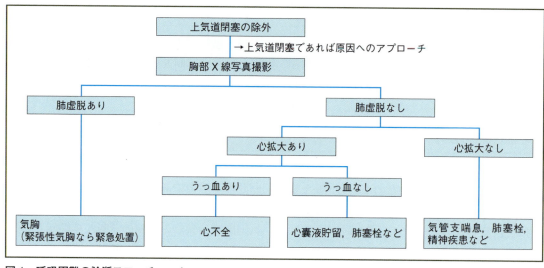

図1 呼吸困難の診断フローチャート

MEMO 肺塞栓の鑑別

PERC ルール（pulmonary embolism rule-out criteria）と Wells スコア

〈PERC ルール〉（文献2を参照して作成）

以下のすべてに該当すれば感度98％で肺塞栓を除外できる

- 年齢50歳未満
- 心拍数100拍/min 未満
- $SpO_2 > 94\%$
- 片側の下肢腫脹なし
- 血痰なし
- 最近の手術歴もしくは外傷歴なし
- 肺塞栓や深部静脈血栓の既往歴なし
- 経口避妊薬の使用なし

〈Wells スコア〉（文献3を参照して作成）

1. 深部静脈血栓の症状がある：3点
2. 他の疾患より肺塞栓が疑わしい：3点
3. 心拍数が100拍/min 以上：1.5点
4. 4週間以内の手術か安静（3日以上）：1.5点
5. 深部静脈血栓や肺塞栓の既往：1.5点
6. 血痰：1.0点
7. 癌（6ヵ月以内に治療か終末期）：1.0点

総合点
2点未満は低確率（1～28％）
2～6点未満は中等度（28～40％）
6点以上は高確率（38～91％）

とは少ない．しかし，超急性期にはこれらの典型的な所見を欠如する場合もある．採血におけるBNP上昇は補助診断として有用であるが，腎不全の有無にも留意する．

胸部X線写真で心拡大や肺うっ血を認めないが，低酸素血症が顕著な場合には，まず肺塞栓を疑うべきである．肺塞栓の鑑別の際はリスクファクターも参考にして（**MEMO**），心エコーで右室の拡張や心室中隔の奇異性運動など，急性右心負荷所見の有無を確認する．心電図所見では右側胸部誘導における陰性T波，S1 Q3 T3などが有名であるが，これらの典型所見を認めるのは50％未満であり，10～25％は正常心電図という報告もある[4,5]．肺塞栓の診断はD-ダイマーと造影CTが診断に非常に有用である．

代謝性アシドーシスによる代償性に呼吸困難をきたす病態もある．原因としては，敗血症性ショックなどにより惹起される乳酸アシドーシスや糖尿病性ケトアシドーシス，アルコール性ケトアシドーシスなどの頻度が高い．アスピリン，サリチル酸塩などの薬物中毒も呼吸困難として搬送される場合がある．糖尿病性ケトアシドーシスは，深く大きな呼吸である"Kussmaul呼吸"が特徴的である．口渇，多尿といった病歴や血糖測定により判断したい．サリチル酸・アスピリン中毒は市販薬でも発症する可能性も高く，病歴聴取や適確な内服薬の確認，血中濃度の測定を要する．

麻痺やしびれなどの神経症状を認める場合は，ギラン・バレー症候群や重症筋無力症などの神経筋疾患を考慮する．ギラン・バレー症候群では先行感染や感覚障害，上行性麻痺などが初期診断のヒントになる．

上記疾患が否定的ならば，心因性の原因として過換気症候群を考える．過換気症候群の既往の有無と，今回の発作は前回の発作と同様かなどの病歴聴取が有用である．ただし，初発の場合は前述の神経筋疾患，代謝性疾患に伴う二次性の場合があり注意を要する．

動悸の疫学

　動悸は比較的多くの人が訴える症状で，外来受診患者のうち16％が動悸を主訴にしたという報告もある[6]．動悸の原因が特定された患者の内訳は，心原性（不整脈・弁膜症・心筋症・肺塞栓など）が43％，精神的なものが31％，その他の原因（薬剤性・甲状腺機能亢進症・貧血など）が10％といわれている[7]．

　救急外来受診の患者では診療所の患者よりも心原性の可能性が高い（47％ vs 21％）という報告もあり，救急外来では心原性の動悸を念頭において診察すべきである[7]．しかし，非心原性の動悸も半数を占めるため，動悸＝不整脈・心臓病という短絡的な公式は一概に成立しないことを心にとめるべきである．

　動悸を惹起する疾患を表2にあげる．動悸の原因は多岐にわたるが，大きく心原性と非心原性に分けて考えると理解しやすい．心原性は不整脈によるものと構造的心疾患に伴う動悸，非心原性は貧血や発熱などによる二次性の動悸と心因性に分類して考えるとよい．

表2　動悸の原因

心原性	
不整脈	心房期外収縮，心室期外収縮
	頻脈性不整脈（心房細動，心房粗動，上室頻拍，心室頻拍）
	徐脈性不整脈（洞不全症候群，房室ブロック）
構造的心疾患	心臓弁膜症，心筋症，心筋炎，心臓粘液腫など
非心原性	
二次性動悸	高拍出状態：貧血・妊娠・発熱・敗血病など
	カテコラミン過剰状態：運動・ストレス
	代謝内分泌：低血糖・甲状腺中毒・褐色細胞腫など
	常用薬：コカイン・アンフェタミン・ニコチンなど
	薬剤性：交感神経作動系薬剤・血管拡張薬など
心因性	パニック発作・障害・全般性不安症・うつ病など

動悸への対応

　動悸の診断の手順を図2に示す．

　まず循環動態を評価し，バイタルサインに異常があれば救急処置が必要である．その後に12誘導心電図により動悸の原因が不整脈か否かを判断し，不整脈診断をする．洞性頻脈の場合は原因検索が大切である．

　動悸を訴える患者の各種不整脈の頻度を図3に示す．最も頻度が高いのは心房細動・心房粗動であり，上室頻拍と併せると半数以上を占めることに留意して診察にあたるとよい．頻脈性不整脈だけでなく徐脈性不整脈も動悸として訴える場合もあり，注意すべきである．頻脈性不整脈，徐脈性不整脈の鑑別は成書を参照いただきたい．不整脈が存在する場合は，不整脈による症状なのか，基礎疾患により不整脈が惹起されたのかも考えるべきである．

　心電図で不整脈が不明な場合は洞性頻脈の可能性を考えつつ鑑別する．洞性頻脈は構造的心疾患（主に心不全状態）に伴う動悸と貧

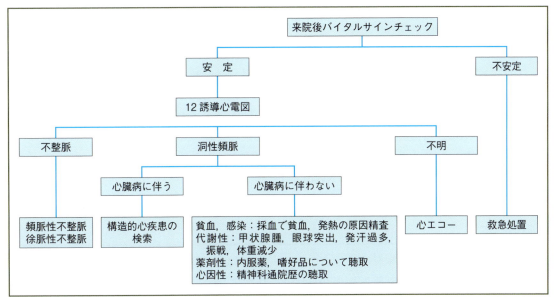

図2 動悸の診断フローチャート

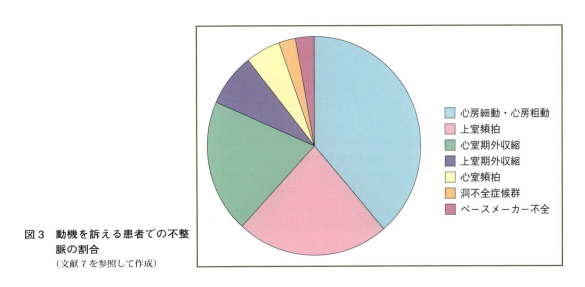

図3 動機を訴える患者での不整脈の割合
（文献7を参照して作成）

血や発熱，肺疾患，内分泌疾患，薬物などによる二次性の動悸に分けて考える．

構造的心疾患に伴う動悸としては，心臓弁膜症の割合が多く，とりわけ僧帽弁逸脱が最も多いが，心筋症や先天性心疾患なども原因となる[8]．心臓弁膜症，心筋症，先天性心疾患については心エコーが鑑別に有用である．

二次性の動悸による洞性頻脈は何らかの原疾患に対する治療を必要とするため，身体診察を行い，発熱，貧血，眼球突出，甲状腺腫大などに注意しつつ診察を進める．また，採血，胸部X線写真により詳細に評価する．薬剤の服用後に生じる動悸もあり，血管拡張薬や抗コリン薬，気管支拡張薬などの交感神経刺激薬などの服用についても詳細に聴取する．動悸を誘発する嗜好品があり，コーヒーなどに含まれるカフェイン，タバコのニコチン，コカイン・アンフェタミンは交感神経刺激作用を有し，大量摂取は動悸につながる．また，市販の総合感冒薬や栄養ドリンクもカ

フェインなどの成分を含有し，動悸を惹起する可能性がある．

上記を否定したなら心因性を考える．不安，抑うつなどの症状を聴取する．特にパニック発作の場合は突然スイッチが入り，動悸，発汗，ふるえ，不安，死の恐怖などを自覚する場合がある．特徴的な病歴を聴取できた場合は精神科コンサルトが必要になることもある．発作性上室性頻拍症（paroxysmal supraventricular tachycardia：PSVT）の患者の 2/3 はパニック発作と診断されていたという報告や，パニック発作と診断された患者の半分は診断されていない不整脈を有するという報告もあり，若い女性患者では特に注意を要するとされている[9]．原因不明の動悸を診察した際，短絡的に精神疾患と決めつけないようにしたい．

おわりに

呼吸困難・動悸を主訴に来院する患者の中には肺塞栓，各種不整脈，呼吸器疾患から代謝疾患，神経疾患など多岐にわたる非心臓疾患が隠れている．心電図，胸部 X 線写真が正常といって精神疾患と決めつけず，病歴，身体所見をヒントに鑑別診断を進めたい．

[文　献]

1) Parshall MB, Schwartzstein RM, Adams L et al：An official American Thoracic Society statement：update on the mechanisms, assessment, and management of dyspnea. Am J Respir Crit Care Med 185：435-452, 2012
2) Kline JA, Courtney DM, Kabrhel C et al：Prospective multicenter evaluation of the pulmonary embolism rule-out criteria. J Thromb Haemost 6：772-780, 2008
3) Wolf SJ, McCubbin TR, Feldhaus KM et al：Prospective validation of Wells Criteria in the evaluation of patients with suspected pulmonary embolism. Ann Emerg Med 44：503-510, 2004
4) Ferrari E, Imbert A, Chevalier T et al：The ECG in pulmonary embolism. Chest 111：537-543, 1997
5) Punukollu G, Gouda RM, Vasavada BC et al：Role of electrocardiography in identifying right ventricular dysfunction in acute pulmonary embolism. Am J Cardiol 96：450-452, 2005
6) Barsky AJ, Aherm DK, Baily ED et al：Predictors of persistent palpitations and continued medical utilization. J Fam Pract 42：465-472, 1996
7) Weber BE, Kapoor WN：Evaluation and outcomes of patients with palpitations. Am J Med 100：138-148, 1996
8) Boudoulas H, Wooley CF：Floppy mitral valve/mitral valve prolapse/mitral valvular regurgitation：effects on the circulation. J Cardiol 37(suppl 1)：15-20, 2001
9) Lessmeier TJ, Gamperling D, Johnson-Liddon V et al：Unrecognized paroxysmal supraventricular tachycardia. Potential for misdiagnosis as panic disorder. Arch Intern Med 157：537-543, 1997

特集 ER，ICU のための循環器疾患の見方，考え方
―エキスパートの診断テクニック―

Ⅱ．呼吸困難・動悸

●各論　急性心原性肺水腫

かわぐち心臓呼吸器病院 循環器内科　知念大悟

Key words　肺水腫，pulmonary capillary wedge pressure（PCWP），心不全

point

- 急性心原性肺水腫は心不全の主症状であるが，診断は容易ではない．
- さまざまなツールを使用して，迅速にリアルタイムで診断を確定していく必要がある．

はじめに

　心原性肺水腫は心不全の最も重要な症状であるが，しばしば喘息など他の呼吸器疾患との鑑別が問題となる．診断はときに難渋するが，その後の治療法が大きく異なるため，包括的なアプローチによる正しい診断が求められる．

肺水腫の理解

　心原性肺水腫の診断をするには，肺水腫になる機序を理解する必要がある．肺水腫とは肺の間質，ひいては肺胞内に水分が漏れ出た状態である．これは血管から押し出す力である肺毛細血管の静水圧と，血管内に引きつける力である膠質浸透圧，そして血管の透過性によって決定される．つまり肺水腫は静水圧が上昇するか，膠質浸透圧が低下するか，血管透過性が亢進するかによって発症する[1,2]．急性呼吸促迫症候群（acute respiratory distress syndrome：ARDS）のような血管透過性が亢進する病態であれば，静水圧が高くなくても肺水腫になりうる．また，理論的には

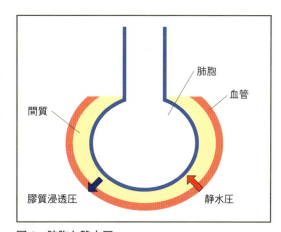

図1　肺胞と静水圧

膠質浸透圧が低下すればそれにより肺水腫になるが，一般的には低アルブミンで膠質浸透圧が低下するのみで肺水腫にはならないといわれている（図1）．本稿では，静水圧が上昇することにより発症する心原性肺水腫を考える．心原性肺水腫は，肺の毛細血管の静水圧を表す指標である，肺動脈楔入圧（pulmonary capillary wedge pressure：PCWP）が上昇することにより，毛細血管と接している間質に水分が漏れた状態である．よって心原性肺水腫を診断する際には，PCWPがどのようなときに上昇するかを把握する必要がある．

> **MEMO**
>
> PCWPとはSwan-Ganzカテーテルによって得られる検査値であり，肺静脈とつながり同圧の左房圧を右心系から測定した値であり，これの上昇で肺水腫をきたす．PCWPはvolumeの指標にならないと敬遠される傾向があるが，心不全においては重要である．補液をすることで血圧が上がるかを考えることが多い救急疾患の中，心不全のメインはうっ血のコントロールであるため，いかにして水を引くかという逆のことを考えなければならず，急性期の目標が異なっている．PCWP＝左房圧は拡張期の左室圧とも同圧であるため，肺水腫を規定するのみでなく，左心の前負荷の指標にもなり，心拍出量も決定する．言い換えれば，このPCWPを適正な値に戻すことこそが心不全管理の目的であるため，PCWPの把握が必須なのである．

肺水腫と心機能

心臓は，静脈と動脈をつなぎ静脈から還ってきた血液を動脈に送り出す働きをしている．よって心臓の働きが低下すると静脈の血液量が増加し，動脈の血液量が減少する．ひいては，静脈圧が上昇し，動脈圧が低下する．毛細血管の圧は静脈圧の影響を直接受けるので，この静脈圧が高くなることで間質に水分が漏れてうっ血をきたす．静脈には，体循環である右心系の静脈圧と，肺循環である左心系の静脈圧があり，この左心系の静脈圧こそが肺水腫を規定するPCWPである．どういうときに左心系の静脈圧が上昇するかを考えると，まずは全身の体液量が増えたときである．腎不全により尿量が減少したり，心不全で液性因子により再吸収が亢進した際に，全体の体液量が増えれば静脈圧は上昇し，肺水腫をきたす．また，前述のように急激に心機能が低下したときにも，静脈から動脈に送られる血液が減少するため，うっ血をきたす．例えば左主幹部の心筋梗塞などで急激に心機能が低下したときや急性の弁膜症では，volume overはなくても急激にPCWPが上昇し肺水腫になる．そのほかに，全体の体液量が増えなくても，普段腹部などに貯留していて血行動態には影響していない血液が，交感神経の興奮などにより，腹部の血管が収縮し容量が減ることで全身の循環に戻ってきて急激に静脈圧が上昇することがある[3]．いわゆる電撃性肺水腫は最近ではこのような静脈の機序で起こるといわれている．つまり，動脈と静脈，右心と左心，腹部循環と一般循環の間で血液が往来して不均衡を起こすことにより症状をきたすのが心不全であり，その中で最も重要なのが，左心系の静脈圧が上昇した肺水腫なのである．

問診

　ここから心原性肺水腫の診断を考えていく．呼吸困難のときには時間的余裕があまりないので，同時進行で検査と診断をリアルタイムに進めていく．すべてポイントを絞って必要な所見を狙って探す．本人や家族から病歴を聴く余裕があるなら，まず今まで心不全を起こしたことがあるかを確認する．心不全は再発しやすいので，以前に起こしているなら今回も心不全である可能性は極めて高くなる．また，呼吸困難がどういう状況で出るのかを確認する．夜に臥位になると苦しくなり，坐位で楽になるという病歴は心不全に典型的であり肺水腫の可能性が高まる．タイムコースも重要である．急激な発症か，徐々に発症したのかによってある程度考える病態とその後の治療は絞られる．数日から数週間かけて浮腫が強くなり，息切れも強くなってきたのであれば，徐々に体液量が増加した心不全だろう．一方，直前までなんともなかったが突然息苦しくなり救急搬送されてきたのであれば，volume shift によって起きた肺水腫や，その他の疾患である可能性を考える（図2）．

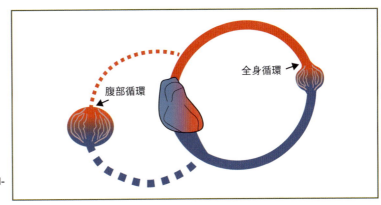

図2　全身循環と腹部循環の volume shift

身体所見

　肺水腫かどうかの診断は，PCWP の上昇に関連する所見を，的を絞って探しに行く．身体所見ではまず心雑音の有無で心臓に異常がないかを大まかに確認することが重要である．エコーだけでは弁膜症やその他の異常を見落としてしまうことがあるため，最初の段階で心雑音を確認する必要がある．次にⅢ音を聴きに行くが，呼吸が荒い場合には難しいことも多い．ただし，Ⅲ音は心不全に特異度が高い所見であり，聴ければ PCWP が上昇していると判断できるため価値のある所見である[4]．ベル型で心尖部に軽く当てて，Ⅱ音の後に続く音があるかに集中する．それが強く押し付けたときに聴こえにくくなればⅢ音である．そして，体液量が増加しているかの指標として下腿浮腫を確認する．頸静脈怒張も診断的価値の高い所見であるので積極的に観察する[5]．半坐位になっていることが多いので，右頸部で2峰性に拍動している隆起を探し，顎の近くまで来ていれば静脈圧は高いだろう．肺の音では coarse crackle や wheeze がないか確認するが，心不全でも喘息と同じように wheeze がすることがあるので注意が必要である．

心電図・X線・血液検査

心電図でみるべきは，虚血がないかと不整脈がないかである．虚血はST上昇とST低下をみる．陰性T波は虚血の名残であるので今すぐ治療が必要でないことが多いが，心筋梗塞を示唆するST上昇はもちろん，持続しているST低下も現在進行している心筋虚血があることを意味するので，自覚症状と合わせて緊急カテーテルが必要になることもある．不整脈は肺水腫の原因となる頻脈か徐脈がないかを確認する．頻脈で一番多いのは頻脈性心房細動であるが，心不全の原因か，呼吸が苦しいことによる結果は判断が難しいことが多い．徐脈は洞不全症候群や房室ブロックなどであり，通常，心不全では頻脈になることが多いので心拍数50〜60台以下などのときは，徐脈が心不全の原因でないか，徐脈になる薬が開始されてないか確認する．

X線では文字通り肺水腫の有無を確認することになる．間質性肺水腫か肺胞性肺水腫まで行っているのか重症度の目安になる．ただしあくまで肺水腫という結果をみているだけで，PCWPが上昇しているかは他の所見を確認する必要がある．高齢者は肺炎を契機として心不全となることが多く，肺炎像がないかも確認する．

血液検査では脳性ナトリウム利尿ペプチド（brain natriuremic peptide：BNP）やNT-proBNPが重要である．BNP＜100やNT-proBNP＜400など低ければ心不全は除外できるが，さまざまな要因で上昇するので，高いからといって心不全，つまりPCWPが上昇しているとはいい切れない．BNPやNT-proBNPが高くてもPCWPが高くないことはまれではない．そのため，下記のエコーでしっかり確認する必要がある．

心エコー

エコーは極めて重要な情報であり，肺水腫の診断には欠かせない．心機能や弁膜症などの心臓の器質的特徴がわかるのみでなく，血行動態を直接評価できるので，PCWPが上昇しているかを直接診断できるからである．急性期のエコーは高度なテクニックは必要なく数分で施行できるが，手のひらサイズのエコーでは流速など下記の重要な計測ができないのでなるべく避けたい．viewに関しては，心窩部→左室長軸→左室四腔像の3つで最低限は事足りる（図3）．

エコーを当てる際に評価しているのは心機能なのか血行動態なのかを分けて考える．

心機能に関しては，壁運動異常，弁膜症，駆出分画（ejection fraction：EF）などをみることになるが，細かい点は重要ではない．心電図で明らかなST上昇やST低下がないならば壁運動異常を見落としても大事には至らない．虚血の有無に関しては心電図の方が鋭敏な検査である．ただし，陳旧性心筋梗塞がないかや，著明な心肥大がないかなどみておく必要がある．弁膜症は治療方針に大きく関わるため見落とさないよう気をつける．右心系の弁の重要度はあまり高くなく，重要なのは僧帽弁と大動脈弁である．これらの異常は左室長軸像と，そのカラー画像でおおむねわかるので決して難しくない．また，EFは大事であるが，細かい測定は必要ない．見た目で35〜40％などと5％刻みでvisual EFとして大まかに判断すればいい．EF 30％だろうと40％だろうとその後の治療に大きな差はない．良（＞50％），可（30〜50％），不良（＜30％）程度の大まかな判断で十分である．

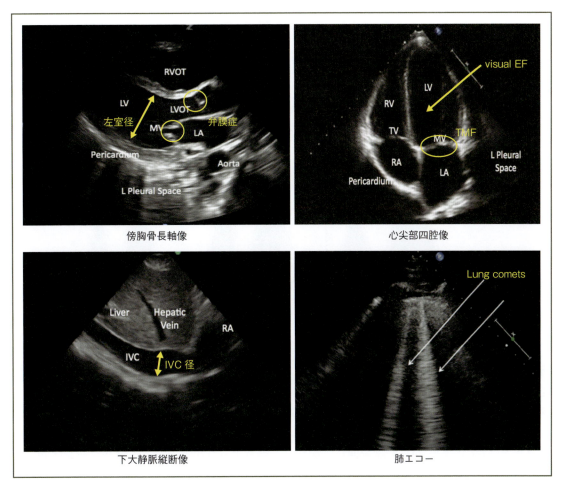

図3 心エコーと肺エコー

　ただし，EFは左室拡張末期径（Dd）とセットで測定する必要がある．同じEF 30％でも，Dd 80とDd 40では全く意味が異なってくる．前者はリモデリングが進んでいるので長い経過の拡張型心筋症などを疑うが，後者はリモデリングしておらず急性の経過なので，心筋炎や頻脈誘発性心筋症などを疑う．また，心機能は収縮能と拡張能とその他多くの要素を含んでいるのでEFが保たれているからといって肺水腫は除外できない．EFが保たれた心不全は3～4割は存在するので，EFだけでなく次の血行動態の指標の確認が重要なのである．
　血行動態指標にはPCWPなどの静脈圧を推定する指標と心拍出量を推定する指標があるが，ここでは静脈圧を中心に述べる．簡便で有用な指標として，下大静脈（inferior vena cava：IVC），左室流入波形がある．まず心窩部からIVCを観察し，肝静脈が流入するあたりの径を呼気時に測定する．呼吸が荒いことが多いので，呼吸性変動もみる．海外のガイドラインでは21 mmで呼吸性変動がない場合が右房圧上昇と判断するとなっているが，日本人の体格では21 mmはやや大きく，18 mmなどをカットオフとすることもあるが，ここも大体の径と呼吸性変動で明らかに静脈圧が高いのかそうでないのか把握すればよい．IVCは右心系の静脈圧であり，肺水腫と関連するPCWPを直接表しているわけではないのでこれだけでは決められないが，一

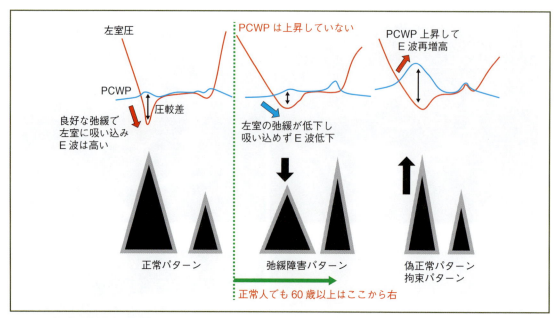

図4　左室流入波形とPCWP

　般的には左心系と右心系の静脈圧は強い相関を認めるので，IVCが張っていることは肺水腫の可能性を高める重要な指標である．心窩部から観察が難しいことがあるが，そのときは諦めずに右の側胸部から肝臓を通して観察すると描出できる．またこの際に胸水の有無も確認する．胸水が漏れているということはある程度静脈圧が高かったことを意味することが多い．

　次に左室流入波形（transmitral flow：TMF）を計測する．これは左室四腔像で僧帽弁の弁尖にカーソルを合わせ，PWのボタンを押すことで得られる流速である．詳細は成書に譲るが，TMFで得られるE/Aは心不全において極めて簡便で診断価値の高い情報である．E/Aは海外のガイドラインではE/A＜0.8かつE＜50であるときはPCWP上昇はないと書かれている．実用臨床では心不全を疑うような患者層では正常パターンは除外して考えられるので，例外はあるがE＜AであればPCWP上昇は少ないと考え，肺水腫の可能性は低くなる[6]．ただし，肥大型心筋症や重症の大動脈弁狭窄症など心肥大が著明なときはE＜AでもPCWPが上昇していることがあるので総合評価が必要である．その他にも各種有用な血行動態指標があるので活用して欲しい（**図4**）．

おわりに

　ここまで肺水腫の診断について述べたが，それぞれの所見が食い違うこともよく起こる．結局は総合判断となるので，普段からこれらの情報を収集し，診断精度を高めておく必要がある．

　最後に肺エコーについて少々述べる．肺水腫では，前胸部にプローブを当てて肺を観察すると，そこから尾を引くような高エコー像を認め，これをlung cometsといい肺小葉間隔壁の浮腫による多重反射を見ている．エコーはX線より先に検査することが多く，心臓と同時に観察し肺水腫の存在を確認して

おくことで，治療までの時間が短縮できることもある．場所は肺に当たればどの部位でもいいが，右前腋窩線第3肋間付近に当てると見やすいことが多い．lung comets の有無で呼吸困難が心原性か否かを感度100%特異度95%で鑑別できたという報告もあり[7]，是非使用したい．

[文献]

1) Ware LB, Matthay MA：Clinical practice. Acute Pulmonary Edema. N Engl J Med 353：2788-2796, 2005
2) Sharp JT, Griffith GT, Bunnell IL et al：Ventilatory mechanics in pulmonary edema in man. J Clin Invest 37：111-117, 1958
3) Gelman S：Venous function and central venous pressure. a physiologic story. Anesthesiology 108：735-748, 2008
4) Stapleton JF：The third sound of heart failure. Valuable only when heard. Chest 91：801-802, 1987
5) Perloff JK：The jugular venous pulse and third heart sound in patients with heart failure. N Engl J Med 345：612-614, 2001
6) Nagueh SF, Smieth OA, Appleton CP et al：Recommendations for the Evaluation of Left Ventricular Diastolic Function by Echocardiography：An Update from the American Society of Echocardiography and the European Association of Cardiovascular Imaging. J Am Soc Echocardiogr 29：277-314, 2016
7) Prosen G, Klemen P, Štrnad M et al：Combination of lung ultrasound（a comet-tail sign）and N-terminal pro-brain natriuretic peptide in differentiating acute heart failure from chronic obstructive pulmonary disease and asthma as cause of acute dyspnea in prehospital emergency setting. Crit Care 15：R114, 2011

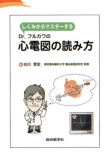

特集 ER，ICUのための循環器疾患の見方，考え方
―エキスパートの診断テクニック―

Ⅱ．呼吸困難・動悸

●各論　急性肺血栓塞栓症

日本医科大学武蔵小杉病院　循環器内科　中摩健二

Key words　acute pulmonary embolism（APE），venous thromboembolism（VTE）

point

- ▶ APEはさまざまな症状で発症し「まず疑うこと」が見逃しを防ぐために大切なことである．
- ▶ APEの診断は病歴やバイタルサインから臨床的可能性を判断し，D-dimer検査や造影CTなどの画像検査で行う．
- ▶ 循環動態が不安定なAPE疑い例ではまず心エコー検査を行い，右心負荷などを確認し，確定診断を得る前に治療を開始する場合がある．

はじめに

　急性肺血栓塞栓症（acute pulmonary embolism：APE）は，我が国において8,000人あたり1人の割合で発症し[1]，呼吸困難，胸痛，失神など幅広くありふれた症状・臨床徴候で発症し，急性期死亡率は14％と急性心筋梗塞より高く[2]，日常臨床で常に見逃しをしないように鑑別に挙げ，診療に望む必要がある救急疾患である．近年，診断アルゴリズムの提唱，D-dimer測定，エコー検査，造影CTといった診断ツールの進化があり，「疑うことさえ」できれば診断は比較的容易となっている．また，肺血栓塞栓症（pulmonary embolism：PE）の90％以上は深部静脈血栓症（deep venous thrombosis：DVT）が誘因となり，また，近位部のDVTの約50％は無症候のPEの合併を認め[3]，それらは共通の発症因子と治療を要し，密接な関係があることから，静脈血栓塞栓症（venous thromboembolism：VTE）として一連の疾患概念として扱われるようになっている．

　本稿では，PEに対する，呼吸困難・動悸の症候と，身体所見，診断手順について概説する．

症状・身体所見

　PEの症状として，突然の呼吸困難，肺梗塞による胸膜側の胸痛や喀血，右室の虚血に

由来する狭心痛，失神，動悸，などさまざまな症状を挙げられるが，いずれも特異的なものはない．また，気管支喘息や慢性閉塞性肺疾患（chronic obstructive pulmonary disease：COPD），左心不全などの慢性疾患に合併したPEは症状がマスクされる場合もあり，診断を困難にしている．中でも失神を認める患者のPEは重症度が高く，診断に至らない場合が多く，注意を要する[4, 5]．

PEの発症様式は全体の65％は発症時期が明らかでないが，発症時期が明らかな症例の80％が起立，歩行，排便後など下肢の筋肉ポンプにより静脈環流量が増加することでDVTから血栓が遊離し発症する[2]．

身体所見としては，低酸素血症に伴い頻呼吸・頻脈が認められ，肺高血圧・右心不全に陥っている場合は聴診にてⅡ音肺動脈成分の亢進や，内頸静脈の怒張など右心負荷の所見を認める．またDVTの所見として，下腿の浮腫（特に片側性），Homans徴候（膝関節を伸展し，足関節を背屈させると腓腹部の疼痛が出現すると陽性）は必ずチェックする必要がある．

成因・危険因子

主な環境・後天性危険因子を**表1**に示す．VTEは環境因子に強い影響を受け複合的な要因で起こるが，病態生理として①下肢の血流うっ滞，②凝固能の亢進もしくは血栓傾向，③静脈内皮障害のVirchowの三徴が重要な因子である．臨床状況によって変化はあるが，これらの機序の相互作用の結果VTEは生じる．特に先天性血栓性素因と悪性腫瘍の有無はPE発症時に未診断の場合も多く，慢性期の治療期間や予後に大きく関わり，検索は大切と考えられている．

■ 1．血栓性素因

先天性の血栓性素因としてprotein C（PC）欠乏症，protein S（PS）欠乏症，antithrombinⅢ（ATⅢ）欠乏症などがある．後天性の血栓素因として肥満，止血剤や女性ホルモン・ステロイドなどの血栓傾向を誘発する薬剤の摂取，自己免疫疾患などの慢性炎症疾患，外傷・骨折・外科手術などに伴う長期臥床などが挙げられる．特に，若年発症例，血栓症の家族歴がある例，血栓症再発例，非典型症例（腸間膜静脈血栓など），には先天性の血栓性素因のチェックは必須である．注意点としては，PC，PS，ATⅢは抗原量，活性化ともに急性期は低下している可能性があるので，慎重に判断する．

表1 急性肺血栓塞栓症の主な環境・後天性危険因子

血栓性素因
・ループスアンチコアグラント
・抗リン脂質抗体症候群
・凝固抑制因子欠乏症（プロテインC，S，アンチトリプシン）
・高ホモシステイン血症
ホルモン療法
・経口避妊薬
・ホルモン補充療法
・タモキシフェン，ラロキシフェン
妊娠
・双胎妊娠
・生殖補助医療
・子癇前症
・分娩後
癌
・感染症
手術
外傷
低活動
・半身不随，対麻痺
・下肢のギブス固定
心不全
心筋梗塞
慢性炎症性腸疾患
自己免疫性疾患（ベーチェット病，関節リウマチ）
ネフローゼ症候群
肥満（BMI>30）

2. 悪性腫瘍

癌由来の tissue factor（TF），cancer procoagulant（CP）の産生，interleukin-6（IL-6），granulocyte colony stimulating factor（G-CSF）などの炎症性サイトカインや tumor necrosis factor-α（TNF-α）の分泌上昇など複数のメカニズムから血栓形成傾向となる．担癌患者は非担癌患者に比してVTEの発生リスクが4.7倍との報告や[6]，VTEと診断された担癌患者の診断後1年以内の死亡率は1.6〜4.2倍に上昇するとの報告があり[7]，癌患者におけるVTEは発生リスクが高いだけではなく，予後悪化因子であるため，積極的に悪性疾患の検索をする必要がある．また，シスプラチンなどのプラチナ製剤や，ベバシズマブなどの分子標的薬をはじめとする化学療法がVTEの発生率を上昇させることが報告されており[8]，癌治療中の症例にも注意を要する．

診　断

心臓超音波検査，造影CT，D-dimer測定が診断の要となるが，他疾患の鑑別のためにPEの典型検査所見を知っておく必要がある．

1. スクリーニング検査

（1）心電図

軽症の場合，心電図異常を認めない症例も多く存在する．典型所見として洞性頻脈，右軸偏位，不完全右脚ブロック，SⅠQⅢTⅢパターン（Ⅰ誘導におけるS波，Ⅲ誘導におけるQ波，Ⅲ誘導におけるT波の陰転化），下壁誘導と右側胸部誘導（V1〜V4）のT波の陰転化は即座にPEを鑑別に挙げる必要がある．また，Ⅲ誘導や下壁誘導のST上昇など心筋梗塞と同じような心電図を示すことがある．

（2）胸部X線

肺動脈圧の上昇を反映して肺動脈主幹部の拡張，左第2弓の拡大，Westermark sign，Hampton's sign，心拡大，胸水貯留，無気肺，横隔膜挙上など，多彩な像を示すが，特異度が低くX線だけでPEの診断には至らない．むしろ，肺炎や左心不全，気胸などの鑑別には有用である．

（3）動脈血液ガス分析

換気血流不均衡や頻呼吸から低酸素血症（$PO_2 < 80\,mmHg$）と$AaDO_2$の増大（$>20\,mmHg$），低二酸化炭素血症（$PCO_2 \leq 35\,mmHg$）を認めるが，しばしば低酸素血症，$AaDO_2$増大を認めない症例があり，除外診断には不十分である．

（4）血液検査

D-dimer測定は凝固・線溶系の亢進を反映し上昇を示す．また，陰性的中率が高く，基準値以内ならば，PEは否定的と考えられる．しかし，その他の悪性腫瘍，炎症，出血などの血栓以外の病態でも高値を示すため，判断に注意を要する．また，BNP，NT-proBNPはPEにおける血行動態の悪化や，右室負荷の重症度を反映し，予後予測の一助となる[9,10]．

（5）心臓超音波検査

軽症のPEも含めると，心臓超音波で前述の所見を認めないものが約半数あり，除外することはできないが，低血圧やショック状態に晒されており，CT検査への移動が困難なPEが疑われる症例には威力を発揮する．低血圧やショックを呈するほどの重症PEの場合には，肺動脈圧の上昇や低心拍出状態を反映し，右室拡大（心尖部四腔像で右室基部横径41 mm以上，右室中部横径35 mm以上や，右室径/左室径>1），右室による左室の心室中隔の圧排像などの右心負荷所見を認める．また，他のショックを呈する心タンポナーデ

や心原性ショックの除外にも有用である．

■ 2．確定診断

(1) 造影CT

Multi-detector CT（MDCT）の普及により，肺動脈主幹部から区域枝までの血栓は確実に評価可能となった．直接所見として肺動脈内血栓による造影欠損や末梢肺動脈の途絶像，間接所見として肺野条件での肺梗塞像を認める．PIOPED II試験では，感度83％，特異度96％と報告があり，PEの診断，否定ともに有用である[11, 12]．また，下肢・骨盤内まで撮影範囲を拡げることにより，塞栓源となる深部静脈血栓症の検索も同時に行うことが可能である[11]．その他，大動脈解離，肺炎，左心不全などの鑑別にも有用である．近年では悪性腫瘍に対する全身検索や，治療のフォローの際に偶然診断に至ることも多い．

(2) 肺動脈造影

MDCTの普及により施行される機会が大幅に減少している．現在では死亡率の高い心肺停止症例や，循環虚脱症例に対して血栓吸引や血栓破砕などのカテーテル治療を前提に肺動脈造影を施行する場合が多い．しかし，同時にそのような重度の血行動態不良例や呼吸不全例にて，肺動脈造影による致死的合併症が増加するとの報告があり[13]，細心の注意を要する．

(3) 肺換気血流シンチグラフィ

MDCTの技術向上・普及や，換気シンチグラフィを緊急で施行できる施設が少なく，施行される機会は減少している．典型的所見として，換気シンチグラフィで欠損がない部位に，血流シンチグラフィで楔形の欠損像として認められる換気・血流ミスマッチがある．しかし，PIOPED II試験では，シンチグラフィで診断が不十分とされる症例が27％存在し，診断確定に際しての評価は一定していない[11]．腎臓機能障害が強く造影CTの施行が困難な例や，治療反応に乏しく慢性のPEの合併の可能性がある場合には有用な検査といえる．

診断手順

前述のように臨床症状，徴候，動脈血液ガス分析，X線，心電図は各々では特異度，感度ともに低く，診断の一助にはなるが確定診断には至らない．そのため，臨床的にPEを予測する方法としてWellsスコア（表2）が有用であり，低リスクでは3.6％，中リスクでは20.5％，高リスクでは66.7％の症例がPEと確定診断されたと報告がある[14]．そのほかに改定Genevaスコア[15]などが挙げられるが，有効性に大きな差はない．大切なことは，いずれのスコアも臨床経過に伴う危険因子，バイタルサイン，身体所見など，患者の診察開始から数分足らずで迅速に収集可能な評価項目で構成されていることである．

表2 肺塞栓症の臨床予測スコア

項　目	点　数	
Wellsスコア	原版	簡易版
・PEもしくはDVTの既往	1.5	1
・4週間以内の手術や長期臥床	1.5	1
・癌	1	1
・血痰	1	1
・心拍数100/min以上	1.5	1
・DVTの臨床徴候	3	1
・PE以外の診断の可能性が低い	3	1
臨床的可能性		
3レベルスコア		
・低	0～1	―
・中	2～6	―
・高	≧7	―
2レベルスコア		
・PEの可能性低い	0～4	0～1
・PEの可能性高い	>4	≧2

(1) ショックや低血圧を呈する高リスクPE疑いの場合

この群では，PEだった場合，診断後1時間前後の急性期死亡例が70％と多いため[16]，治療開始まで最短でたどり着く必要がある．具体的には，迅速に造影CTを施行できる場合はCT検査を施行する．迅速にCTが施行できない場合には心エコー検査にて心筋梗塞や心原性ショック，急性大動脈解離による心タンポナーデなどを鑑別しつつ，右心負荷および肺高血圧や右心内・肺動脈主幹部に血栓が認められればただちに治療を開始し，必要あればカテコラミンを併用し，血行動態の安定が得られた後に，CT検査にて診断確定をする．

(2) ショックや低血圧のない低〜中等度リスクPE疑いの場合

この群では，実際にPEではないことも多いため，前述のスコアで臨床的可能性が高ければCT検査へと進み，可能性が低いもしくは中等度の症例ではD-dimerの結果を待つ．D-dimer高値ならばCT検査へ進み，D-dimerが正常値ならば，PEは除外可能となる．D-dimer検査を組合せることで，約30％のPE疑いの症例で造影CTを撮影することなく除外可能となる[17]．

重症度分類

PEは無症状からショックや心停止に至るまで重症度はさまざまである．我が国のJCS2009ガイドラインでは血行動態と心エコー上の右心負荷所見の有無に基づき，

表3 PESIスコア，簡易PESIスコア

項目	PESI	簡易PESI
年齢	年齢（歳）	1点（80歳以上なら1点）
男性	+10点	―
癌	+30点	1点
慢性心不全	+10点	1点
慢性肺疾患	+10点	―
脈拍数≧110/min	+20点	1点
収縮期血圧＜100mmHg	+30点	1点
呼吸数≧30回/min	+20点	―
体温＜36℃	+20点	―
意識障害	+60点	―
動脈血酸素飽和度＜90％	+20点	1点
リスク層別化		
	Class I：65点以下 30日死亡率超低率（0〜1.6％） Class II：66〜85点 低死亡リスク（1.7〜3.5％） Class III：86〜105点 中等度死亡リスク（3.2〜7.1％） Class IV：106〜125点 高死亡リスク（4.0〜11.0％） Class V：125点以上 超高死亡リスク（10.0〜24.5％）	0点：30日死亡リスク1.0％（95％信頼区間0.0〜2.1％） 1点以上：30日死亡リスク10.9％（95％信頼区間8.5〜13.2％）

PESI：pulmonary embolism severity index

（文献19より引用）

表4 早期死亡リスクに基づく急性肺血栓塞栓症の重症度分類

30日死亡率	リスク指標とバイオマーカー		
	ショックもしくは低血圧	PESI Ⅲ〜Ⅳもしくは簡易PESI>1点	右心負荷[a]/トロポニン上昇
高	+	(+)[b]	(両方陽性)[b]
中等度			
中等度-高	−	+	両方陽性
中等度-低	−	+	片方陽性または両方陰性
低	−	−	両方陰性

[a] 心エコーもしくはCTでの評価.
[b] ショックもしくは低血圧の存在下では高リスクに分類されるためPESI,簡易PESIや右心負荷やトロポニン上昇の有無を確認する必要はない.

（文献19より引用）

massive（広範型），submassive（亜広範型），non-massive（非広範型）に3つに分類されている[18].しかし，肺動脈内血栓塞栓の量，分布，形態などの画像所見と重症度の合わない症例も多く，近年のESC2014ガイドライン[19]では，早期死亡に影響を及ぼす因子の有無に基づく重症度評価が利用されるようになった．患者の基礎疾患などとバイタルサインからなるpulmonary embolism severity index（PESI）スコア，簡易PESIスコア（**表3**）と心筋バイオマーカー（トロポニンIorT,BNP），心エコー上の右心負荷所見にて，早期死亡リスクに基づいて高リスクから低リスクまで分類している（**表4**）．

おわりに

PEの診断は，非特異的な所見から本症を疑い，臨床的可能性を評価し，適切な症例に画像検査を施行し，診断確定を行う．バイタルの不安定な症例には確定診断を待たずに治療を先行して行わなければならない場合もあり，迅速な対応が必要となる．

[文 献]

1) Nakamura M, Yamada N, Ito M：Current management of venous thromboembolism in Japan：Current epidemiology and advances in anticoagulant therapy. J Cardiol 66：451-459, 2015
2) Nakamura M, Fujioka H, Yamada N et al：Clinical characteristics of acute pulmonary thromboembolism in Japan：results of a multicenter registry in the Japanese Society of Pulmonary Embolism Research. Clin Cardiol 24：132-138, 2001
3) Meignan M, Rosso J, Gauthier H et al：Systematic lung scans reveal a high frequency of silent pulmonary embolism in patients with proximal deep venous thrombosis. Arch Intern Med 160：159-164, 2000
4) Prandoni P, Lensing AW, Prins MH et al；PESIT Investigators：Prevalence of Pulmonary Embolism among Patients Hospitalized for Syncope. N Engl J Med 375：1524-1531, 2016
5) Kucher N, Rossi E, De Rosa M et al：Massive pulmonary embolism. Circulation 113：577-582, 2006
6) Walker AJ, Card TR, West J et al：Incidence of venous thromboembolism in patients with cancer - a cohort study using linked United Kingdom databases. Eur J Cancer 49：1404-1413, 2013
7) Chew HK, Wun T, Harvey D et al：Incidence of venous thromboembolism and its effect on survival among patients with common cancers. Arch Intern Med 166：458-464, 2006

8) Khorana AA, Dalal M, Lin J et al：Incidence and predictors of venous thromboembolism (VTE) among ambulatory high-risk cancer patients undergoing chemotherapy in the United States. Cancer 119：648-655, 2013
9) Krüger S, Merx MW, Graf J et al：Utility of brain natriuretic peptide to predict right ventricular dysfunction and clinical outcome in patients with acute pulmonary embolism. Circulation 108：e94, 2003
10) Lankeit M, Jiménez D, Kostrubiec M et al：Validation of N-terminal pro-brain natriuretic peptide cut-off values for risk stratification of pulmonary embolism. Eur Respir J 43：1669-1677, 2014
11) Stein PD, Fowler SE, Goodman LR et al；PIOPED II Investigators：Multidetector computed tomography for acute pulmonary embolism. N Engl J Med 354：2317-2327, 2006
12) Quiroz R Kucher N, Zou KH et al：Clinical validity of a negative computed tomography scan in patients with suspected pulmonary embolism：a systematic review. JAMA 293：2012-2017, 2005
13) Stein PD, Athanasoulis C, Alavi A et al：Complications and validity of pulmonary angiography in acute pulmonary embolism. Circulation 85：462-468, 1992
14) Wells PS, Anderson DR, Rodger M et al：Derivation of a simple clinical model to categorize patients probability of pulmonary embolism：increasing the models utility with the SimpliRED D-dimer. Thromb Haemost 83：416-420, 2000
15) Le Gal G, Righini M, Roy PM et al：Prediction of pulmonary embolism in the emergency department：the revised Geneva score. Ann Intern Med 144：165-171, 2006
16) Poe ND, Dore EK, Swanson LA et al：Fatal pulmonary embolism. J Nucl Med 10：28-33, 1969
17) van Belle A, Büller HR, Huisman MV et al；Christopher Study Investigators：Effectiveness of managing suspected pulmonary embolism using an algorithm combining clinical probability, D-dimer testing, and computed tomography. JAMA 295：172-179, 2006
18) JCS Joint Working Group：Guideline for the diagnosis, treatment and prevention of pulmonary thromboembolism and deep vein thrombosis (JCS 2009). Circ J 75：1258-1281, 2011
19) Konstantinides SV, Torbicki A, Agnelli G et al；Task Force for the Diagnosis and Management of Acute Pulmonary Embolism of the European Society of Cardiology (ESC)：2014 ESC guidelines on the diagnosis and management of acute pulmonary embolism. Eur Heart J 35：3033-3069, 2014

特集 ER，ICUのための循環器疾患の見方，考え方
―エキスパートの診断テクニック―

Ⅱ．呼吸困難・動悸

●各論　心房細動

東海大学医学部付属八王子病院 循環器内科　森田典成（もりた のりしげ）

Key words　心房細動，抗不整脈薬，リズムコントロール，レートコントロール，アブレーション，抗凝固療法

point

- ▶ 心房細動を治療する際は，血栓塞栓症の発症予防に注意する．
- ▶ 洞調律復帰をあまり急いで考えるのではなく，心房細動を包括的に考えて対処する．
- ▶ 構造的心疾患，心不全例での考え方を熟知しておく．

はじめに

　動悸を主訴として来院，搬送される不整脈のなかで心房細動（atrial fibrillation：AF）は比較的頻度の高い不整脈である．AFの罹患率は加齢とともに増加し，高齢人口が増加する社会を迎え2030年にはAFの罹患人口は100万人に達すると予測されている．背景には基礎疾患のない，いわゆる"Lone AF"である場合が多いが，甲状腺機能亢進症，弁膜疾患を背景にするものなどがある場合も少なからず存在する．頻脈性不整脈であるがゆえに，動悸症状を改善させる必要があるが，その際にまずは，洞調律へ復帰させるリズムコントロールを行うか，心拍数を低下させ動悸症状を改善させるレートコントロール治療を行うかを選択する判断が必要となる．

　リズムコントロールする際にはそれぞれの抗不整脈薬の陰性変力作用および薬剤の代謝および排泄経路を熟知し，その使用による心機能低下の可能性も考慮して，薬剤選択を行う必要がある．またAFの持続により心房内血栓を生じる可能性があり，正常洞調律へ復帰した後に，心房収縮により心内血栓が左房内より遊離し，血栓塞栓症を発症する危険性があるため，AFの持続時間および頻度にも配慮すべきである．

治療の開始にあたってリズムコントロール，レートコントロールするかの選択

まずは自覚症状がはっきりしている場合で，動悸自覚時から通常48時間以内であれば，心内での血栓形成がなされていないと考えられるため，抗不整脈薬により洞調律へ復帰させるリズムコントロールが選択可能である．この際，注意を払う必要がある事項は，血行動態が安定していること，心機能が保たれていること，腎機能，肝機能障害がないことなどをチェックする必要がある．通常Ⅰa，Ⅰc群抗不整脈薬を使用することにより洞調律復帰が期待される[1]．これら薬剤の多くは腎排泄率が高いものが多く，腎機能には特に注意を払う必要がある（表1）．心機能が低下している場合には，抗不整脈薬の陰性変力作用による心不全を惹起する可能性があるので注意が必要である．また頻脈性のAFで血圧が低いような場合は，抗不整脈薬

表1 主な抗不整脈薬の排泄，代謝経路

抗不整脈薬の種類	排泄経路
Ⅰa群抗不整脈薬	
・ジソピラミド	腎（70％）
・シベンゾリン	腎（80％）
Ⅰc群抗不整脈薬	
・ピルジカイニド	腎
・フレカイニド	腎（85％）
・プロパフェノン	肝
Ⅲ群抗不整脈薬	
・アミオダロン	肝

（文献1を参照して作成）

の使用によりレートが低下し血圧が安定してくることもあるが，逆に先に述べた陰性変力作用によりさらに血圧が低下してしまう可能性もあることを注意する．こうした際には，血行動態を監視できるHCU/ICUに入院させて，治療を開始するほうが，安全といえる．

リズムコントロールの選択と抗不整脈薬投与時のポイント

抗不整脈薬による薬理学的除細動はⅠa（ジソピラミド，シベンゾリン），Ⅰc群抗不整脈薬（ピルジカイニド，フレカイニド，プロパフェノン）を選択する．これらの薬剤の投与後数分で停止する場合もあるが，1～2時間程度では停止せず持続する場合も多い．その際は，まずはレートコントロールができているかを確認し，レートコントロールができていれば，経口抗不整脈薬を処方し，後日受診するように指導する．できていない場合には，βブロッカーもしくは，非ジヒドロピリジン系のカルシウム拮抗薬（ジルチアゼム，ベラパミル）の併用で，レート管理も行う．抗不整脈薬投与後のAFの停止率は，時間とともに上昇するので，短時間での停止を期待するのではなく，AFの停止という大きな概念で対峙すべきである．また使用薬剤の代謝，排泄を考慮し選択する．主に腎排泄であるものが多く，腎臓代謝であるものはジソピラミド，シベンゾリン，ピルジカイニド，フレカイニドであり，これらの投与前には腎機能を把握しておく必要がある（表1）．

また，AFによる心内血栓による血栓塞栓症の発症予防は，CHADS₂スコア（図1）に基づいて，ワルファリン，経口抗凝固薬の処方も同時に行う必要がある[2]．おおよそCHADS₂スコアの点数×2（％）で，脳梗塞が発症するとされており，1点以上は血栓塞栓症の予防として経口抗凝固薬は考慮可，推奨とされている[3]．

また，シベンゾリン，ピルジカイニドなどのⅠa，Ⅰc群抗不整脈薬を使用する際には，AFが停止せず，心房粗動へ移行する可能性がある．移行した心房粗動は一般的には通常型心房粗動で，一般的に右房内を260回/分で旋回するリエントリ性頻脈である．房室伝

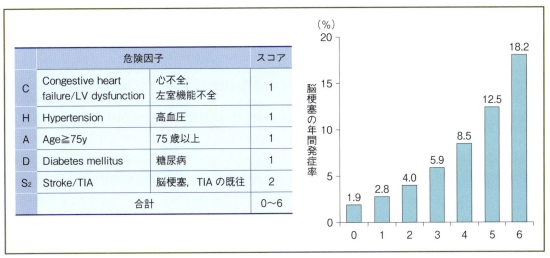

図1 CHADS₂スコアの各因子（図左）と脳梗塞の発症率（図右）　　　　　（文献2, 4を参照して作成）

導が2対1である場合には，心拍数は130回/分となるが，抗不整脈薬自体の作用で心房内リエントリ時間が延長して心房興奮が180～200回/分まで低下するものの，一方Ⅰa群抗不整脈薬のうち前述したシベンゾリン，ジソピラミドは抗コリン作用を有しているため房室伝導が促進され，1対1伝導の心房粗動，つまり心拍数180～200回/分となり，血行動態が不安定となる可能性がある．その際は，一般的にショックバイタルへ陥るため，直流通電をただちに行う必要がある．2対1の房室伝導を呈していれば，90～100/分程度のレートであるが，交感神経の興奮による1対1伝導へ移行する可能性も考えられるので，ベラパミルまたは，βブロッカーの併用で1対1伝導の移行を予防する必要がある．

さらには，仮にAF/粗動が停止した場合に，その後に同一の抗不整脈薬の予防投与は，心房粗動誘発の可能性が高いため，心房粗動へ移行した薬剤をその後は使用せず，カテーテルアブレーションなどの根治療法を考慮する必要がある．また，**男性患者の場合には，ブルガダ型心電図の有無をチェックする必要がある**．前述した抗不整脈薬投与により，ブルガダ症候群が顕性化する可能性があるため，投与後の心電図変化にも十分注意を払う．V1～3誘導でST上昇をきたすような場合には，帰宅後心室細動による心臓突然死の可能性があるため，観察入院をさせるべきである．

ERにおける構造的心疾患を有する場合のリズムコントロール

陳旧性心筋梗塞など多くの場合，心機能低下を呈しているため，陰性変力作用の強いⅠa，Ⅰc群の抗不整脈薬の投与は避けるべきである．歴史的には，CAST試験[4]において心筋梗塞後のⅠc群抗不整脈薬による心室期外収縮の抑制と，その予後を評価した臨床試験において，同Ⅰc群を投与した群は予後不良であるという結果が示されている．かかる例においては，洞調律復帰を目的として一時的に使用する場合も考慮されるが，長期に投与すべき薬剤ではないことを知っておく必要がある．ERなどで抗不整脈薬を投与して洞調律復帰を目指してもよいが，逆に投与することにより心不全悪化をきたす可能性もあ

るため，心機能，腎機能などが不明な場合にはレートコントロールでその場をしのぎ，専門医と相談することのほうがもっと大切である．

ICU/HCUにおける構造的心疾患を有する場合のリズムコントロール

カテコラミンなどが投与されているような重症心不全の加療中にAFが発症した場合，房室伝導が促進され頻脈性のAFとなる可能性が高い．その際，まずは血行動態が安定しているか，不安定であるかを判断する．血行動態が破綻してしまうような場合，心内血栓の有無にかかわらず電気的除細動を行い洞調律へ復帰させる必要がある．次に血行動態が比較的安定している場合でも，前述したようにⅠ群抗不整脈薬は使用できないと考えた方がよい．血行動態が安定していても，Ⅰ群抗不整脈薬投与後に血圧低下などを招き，カテコラミン使用量の増量を余儀なくされると，さらにレートが上昇し，悪循環となるためである．保険適用外であるが，アミオダロンの低用量持続投与にてAF停止を考える方法がある．血行動態への影響を極力抑えてAF停止を狙う方法であるが，短時間での停止効果は期待できない．具体的には，心室頻拍，細動に対する使用時のようなアミオダロンのボーラス投与は行わず（初期ローディングはせずに），心室頻拍および細動例に対する最終持続投与量（25.5 mg/hr）を投与することで構わない．この際のアミオダロンの効果はレートコントロール療法でもある．また，僧帽弁膜症などで左房径が著明に拡大しているような症例では，仮に洞調律へ復帰させても，再発する可能性が高いため，再発時を予測してその後の包括的な管理方法を検討する必要がある．一般的に左房径が50 mm以上ではアブレーションでのAFの抑制効果は低い．

肥大型心筋症におけるAFでは，Ⅰa，Ⅰc群抗不整脈薬以外にアミオダロン（経口）の選択を考慮する．左室流出路狭窄を合併する閉塞性肥大型心筋症では，Ⅰ群抗不整脈薬の陰性変力作用で，流出路狭窄の低減を計る目的でも使用されることがあるが，長期投与によるAFの抑制効果については不明である．しかし，目前のAFを停止させないと心拍出量が低下し，血行動態の悪化させるような事態もまれではなく，その際は麻酔下での電気的R波同期除細動（100 J）を行う．

MEMO

"ニワトリが先か，卵が先か？"

AF症例では，心機能低下を呈する例を経験することが多い．先行する構造的心疾患を背景にAFが発症したのか，あるいはAFが発症したために心機能が低下したのかという疑問が湧く．近年の研究において，構造的心疾患を有する症例においても，レートコントロールおよび薬物療法に比し，アブレーションによるリズムコントロールの方が，左心機能の改善が認められる報告が多い（図2）[5]．AFの持続時間が長いとその後のAF再発に関連し，そのため心機能の改善が期待できないとされている．明らかな構造的心疾患が認められない心機能低下例では，アブレーションによる心機能改善効果があり，AF出現が先で，心機能低下はあとの結果とする時間的因果関係でよさそうである．器質的心疾患を

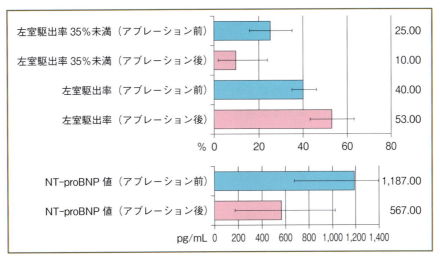

図2 左室収縮機能障害を有する心房細動症例における，カテーテルアブレーションの効果
(文献5を参照して作成)

有する除細動器植え込み後のNYHAクラスⅡ，Ⅲで，かつ持続性AF例においてアミオダロンとアブレーションを比較した試験においても，アブレーションの方が，アミオダロンに比し心機能改善効果が得られている[6].

TOPICS

心機能低下例のうちアブレーションで恩恵を受けるのはどのような症例か？

心室性不整脈の項でも記述しているが，ガドリニウム遅延造影MRI検査での造影が認められる心筋繊維化を呈する例のうち，非虚血性心筋症では8倍もの再入院，植え込み型除細動器の作動，心不全死亡率が認められない例より高いことが報告されている[7]．同様に心機能が低下したAF例においても，繊維化を有する例でのアブレーションによる左心機能の改善が乏しいことが示されている（図3）[8]．繊維化例ではアブレーションの適応がない訳ではないが，10％を超える繊維化症例では左心機能の改善は期待できない．

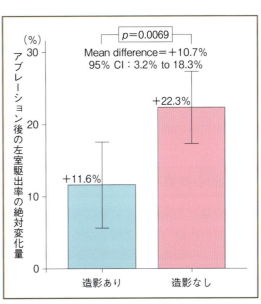

図3 ガドリニウム遅延造影MRI検査での造影の有無による，アブレーション後の左室駆出率の変化量の比較
(文献8を参照して作成)

ERにおけるレートコントロールの選択と，レートコントロールする場合の注意

　AFが48時間以上持続していると考えられる場合や，自覚症状がなく発症日時が不明の場合には心内血栓の可能性を考える必要がある．リズムコントロールを選択しAFを停止させてしまうと，心房内の血栓は心房筋の収縮により心房壁から遊離し，全身性の血栓塞栓症を発症する危険性があるためである．すでに経食道エコーで血栓がないことが確認され，その後に抗血栓療法が施行されている場合には，リズムコントロールを選択できる．それ以外の場合では積極的に抗不整脈薬による停止を考慮せず，レートコントロールを選択する．

　ERなどの場面では，心エコーにて心機能低下がみられない場合には，レートコントロールを目的として，非ジヒドロピリジン系カルシウム拮抗薬（ジルチアゼム，ベラパミル），βブロッカー（ビソプロロール，カルベジロール）の投与を行うが，心機能低下例にはベラパミルは陰性変力作用が強いのでその使用には注意が必要である．また，CHADS$_2$スコア（図1）をもとに抗凝固療法を行う．その後の根治療法もしくは除細動の適否は，カテーテルアブレーション専門医の判断に委ねるべきである．

ICUにおけるレートコントロールの選択と，レートコントロールする場合の注意

　血行動態が不安定になるような場合には，その病態の背景として，心室レートが上昇したためか否かを判断することが重要である．心室レートが上昇することにより血行動態が不安定となっている場合，血圧モニタリングを十分に行える病室にて，塩酸ランジオロール（1〜10μg/kg/min），ジルチアゼムの持続投与を行う．これらの薬剤投与時にはまずは推奨使用量の最低ラインの量から始めていくことが重要である．また，血行動態が安定している場合には，経口のβブロッカー（ビソプロロール，カルベジロール）の投与でも構わない．ICUなど入院症例の場合には，基礎心疾患にもよるがAFが一過性の場合もあり，一般的には経口抗凝固療法を行う前に，まずはヘパリン持続投与を行う．その際はAPTTを1.5〜2倍に延長するように投与量を調節する．

構造的心疾患を有する場合のレートコントロール

　心不全などを合併している状況で，レートコントロール目的でβブロッカーを選択した場合には，内因性のカテコラミンによりレートの低下効果が減弱する．しかし，いきなり高用量の投与は避け，血行動態を観察しながら徐々にその使用量を増量する方法を選択する．また，塩酸ランジオロールはその半減期が4分と短く使用しやすい．仮にその使用により心機能のさらなる悪化，血圧低下などがみられた場合には，中止すれば10分程度で効果は消失する．ジゴキシンは安静時のレートコントロールには適しているが，運動時のレートコントロールには不向き，もしくは効果がない．単独でレートコントロールする薬剤ではない．また，ジゴキシンによるレートコントロールでは死亡率が上昇する可

能性が示唆されている．βブロッカーでのレートコントロールが不十分な場合には，前記した静注のアミオダロン（保険適用外），経口アミオダロンを考慮する．静注のアミオダロンの投与量は，心室頻拍/細動への最終維持投与用量で開始する．その後，経口アミオダロンへ変更し，100～200 mg/day でレート管理を行う．

おわりに

心房細動はなければそれでよい不整脈であるが，構造的心疾患，特に虚血性心不全では予後不良因子の一つであり，初期対応のみならずその後の予後も踏まえて考える必要がある．

[文献]

1）日本循環器学会：循環器病の診断と治療に関するガイドライン　不整脈薬物治療に関するガイドライン（2009年改訂版）
2）Gage BF, Waterman AD, Shannon W et al：Validation of clinical classification schemes for predicting stroke：results from the National Registry of Atrial Fibrillation. JAMA 285：2864-2870, 2001
3）日本循環器学会：循環器病の診断と治療に関するガイドライン　心房細動治療（薬物）ガイドライン（2013年改訂版）
4）Cardiac Arrhythmia Suppression Trial（CAST）Investigators：Effect of encainide and flecainide on mortality in randomized trial of arrhythmia suppression after myocardial infarction. N Engl J Med 321：406-412, 1989
5）Anselmino M, Matta M, D'Ascenzo F et al：Catheter ablation of atrial fibrillation in patients with left ventricular systolic dysfunction. a systematic review and meta-analysis. Circ Arrhythm Electrophysiol 7：1011-1018, 2014
6）Di Biase L, Mohanty P, Mohanty S et al：Ablation Versus Amiodarone for Treatment of Persistent Atrial Fibrillation in Patients With Congestive Heart Failure and an Implanted Device. Results From the AATAC Multicenter Randomized Trial. Circulation 133：1637-1644, 2016
7）Wu KC, Weiss RG, Thiemann DR et al：Late gadolinium enhancement by cardiovascular magnetic resonance heralds an adverse prognosis in nonischemic cardiomyopathy. J Am Coll Cardiol 51：2414-2421, 2008
8）Prabhu S, Taylor AJ, Costello BT et al：Catheter Ablation Versus Medical Rate Control in Atrial Fibrillation and Systolic Dysfunction. The CAMERA-MRI Study. J Am Coll Cardiol 70：1949-1961, 2017

特集 ER，ICU のための循環器疾患の見方，考え方
―エキスパートの診断テクニック―

II．呼吸困難・動悸

●各論　心室性不整脈

東海大学医学部付属八王子病院　循環器内科　森田典成（もりた のりしげ）

Key words　心室期外収縮，心室頻拍，心室細動，植え込み型除細動器，心臓突然死，抗不整脈薬

point

▶ 不整脈出現の背景を熟知し，初期治療にあたる．

▶ 各不整脈のメカニズムを考慮し，治療選択を行う．

▶ 各不整脈発症の予後因子としての臨床的意義を理解し，その後の検査，治療を行う．

はじめに

　動悸を主訴として来院，搬送される不整脈のなかで心室性期外収縮（premature ventricular contraction：PVC）の頻度は高い．心室性不整脈といっても，単なる PVC，非持続性心室頻拍（non-sustained ventricular tachycardia：NSVT），持続性心室頻拍（sustained ventricular tachycardia：SVT）などさまざまである．それぞれの疾患意義は，構造的心疾患をすでに有している症例と有さない例での考え方は異なる．特に心室頻拍（ventricular tachycardia：VT）は，構造的心疾患を有さず発症する，いわゆる特発性 VT である場合は少ない．陳旧性心筋梗塞後など構造的心疾患をすでに有している患者がほとんどである．前者は虚血性心疾患を背景とした場合には，本頻拍の出現により心筋虚血を生じて心室細動（ventricular fibrillation：VF）へと移行する場合もある．構造的心疾患を有する場合，各患者により左心機能はさまざまであり，発症した心室頻拍のレートもさまざまである．構造的心疾患に伴う心室頻拍はリエントリ性頻拍であり，背景にそのリエントリ回路の大きさ，伝導遅延部位の伝導性により頻拍レートは大きく異なる．またβブロッカーが投与されていることが多く，使用量に応じて頻拍時のレートおよび出現時の血行動態もさまざまといえる．生死にかかわる緊急事態に陥る場面も多いため，血行動態が安定しているからといって悠長に構えていてはならない．

心室期外収縮および非持続性心室期外収縮

　NSVTの定義は頻拍レートが100/min以上でかつPVCが3連発以上，持続時間は30秒未満とされる．PVCおよびNSVTはその出現頻度に治療対象として意義がある．構造的心疾患がないような場合には，まずはホルターにて総期外収縮数を評価し，心エコーで構造的心疾患の有無を評価する．一般的に構造的心疾患がない場合には予後がよく，致死的状況に結びつくことはほとんどない．無自覚であれば無治療でも構わないといえる．構造的心疾患がなく，動悸症状とPVC出現の関連がある場合でも，寝不足，飲酒，精神的不安などの出現要素を取り除くように指導するか，もしくは抗不安薬の投与だけでも改善する場合が見受けられる．

　そうした要因がなく動悸症状が強く本人が忍容できないような場合には，予後改善という意味ではなく，症状改善を目的とした治療を行う．PVCは激発活動（triggered activity）のうち，遅延後脱分極（delayed afterdepolarization）がそのメカニズムであることが多く，βブロッカーをまず使用する．また，PVCが無自覚でも総心拍数の15～20％を超えるような場合では，上記治療にても減少しないような場合には，カテーテルアブレーションの適応となる[1]．PVC数が多いことで左室機能低下を生じる可能性が示唆され

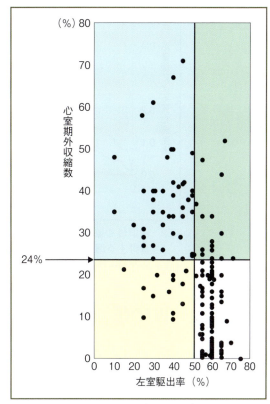

図1　心室期外収縮と左心機能低下の関係
期外収縮が増加と心機能低下との関連を示す．アブレーションにて期外収縮が減少すると，かかる心機能低下は改善するとされている．
（文献3より引用）

ている（図1）[2]．ERであれば，前述対応でよく，あとは不整脈専門医に委ねる．

構造的心疾患における心室期外収縮の考え方

　急性心筋梗塞後急性期（発症〜48時間）では，以前はLown分類が用いられてきたが，あまりその後のSVT発症を予測するエビデンスがない[3]．VT，VFが発症しやすいと判断される場合，具体的にはNSVTの出現などがみられた場合には，リドカインの静注を開始する．NSVTは定義上3連発以上のPVCとされているが，心筋梗塞後などの状況では6連発以上と定義することが多い．

　亜急性期（48時間から1ヵ月）では，心筋梗塞の重症度にもよるが，少なからず軽度の心不全症状を呈するため，心不全の改善と適切な薬物療法の導入を実施する．具体的には予後改善効果がある薬物療法として，βブロッカー，ACE阻害薬，アンジオテンシン受容体拮抗薬（ARB），必要に応じて抗アル

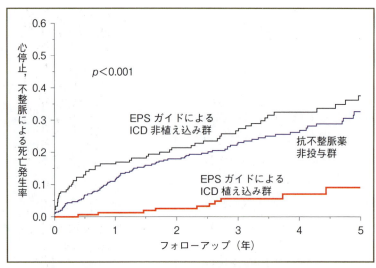

図2 陳旧性心筋梗塞の既往かつ左室駆出率40％以下で症候性NSVTを合併する例で，EPSで持続性VT/VF誘発された例をEPSガイド下の薬物治療群あるいはICD治療群もしくは無治療群間の予後の検討
　無治療群と薬物治療群との間に死亡率に差を認めなかった．ICD群と非ICD群との間に有意な死亡率の差を認めた．EF 35％以下を対象とした本試験のサブ解析で，EPSにて持続性VTの非誘発群は抗不整脈薬治療を行わなかった誘発群に比し不整脈イベントの発症率は低かった．

（文献2を参照して作成）

ドステロン薬を投与する．そのうえで，PVC，NSVTに対する評価を行う．βブロッカーが導入されているうえで，NSVTが認められる軽度心機能低下例では，メキシレチン，ソタロール，アミオダロンを投与する．しかし，メキシレチンは予後改善効果を示すエビデンスがないため，長期投与は避ける．

慢性期（1ヵ月以降）では，虚血性心疾患でのPVCでは，まずは残存虚血状態を評価し，残存虚血がある場合には，PVC出現が残存虚血に関連する可能性もあるため，血行再建を優先し，抗不整脈薬投与の必要性はその後に再検討すべきである．**NSVTはその後の心臓突然死の予知因子であり**[4,5]，**また左室駆出率低下（ejection fraction：EF，35％以下）が予後を規定する**．ゆえに，EFが35％以下，NSVTが認められた場合には，心臓電気生理学的検査（electrophysiological study：EPS）でVT，VFの誘発性を確認し，誘発された場合には植え込み型除細動器（implantable cardioverter defibrillator：ICD）の植え込みを行う（図2）．

MEMO 1

　かなり古い試験であるがCAST試験という心筋梗塞後におけるIc群抗不整脈によるPVC抑制を目的とした試験において，かかる抗不整脈薬はかえって予後を悪化させた[6]．心筋梗塞後の症例におけるIc群抗不整脈薬の長期投与は避けるべきである．

拡張型心筋症においても，陳旧性心筋梗塞同様に低心機能（EF 35％以下）は予後不良を示唆する一方で，NSVTの出現は，その後の予後不良を意味するものと，意味しないとするものとがある[7,8]．しかし，EPSでのVT，VFの誘発性は予後不良を意味するには

変わりがないが，逆に非誘発性は予後良好を意味するものではない．いずれにしても，不整脈突然死予防と予後改善を目的としてアミオダロンを投与すべきと考える．また日本循環器学会ガイドライン（2009年度版）では，虚血，非虚血性心疾患で，NYHAクラスⅡ，Ⅲ，EF 35％以下，NSVTを有する例，NYHAクラスⅠ，EF 35％以下，NSVTを有する例，EPSで持続性のVT，VFが誘発される場合には，クラスⅠのICDの適応，NYHAクラスⅡ，Ⅲで，EF 35％以下ではクラスⅡaのICDの適応となっている[9]．

TOPICS 1

非虚血性心疾患において，左室駆出率が予後規定因子であることを疑問視する検討結果が報告されている．非虚血性心疾患でEF 35％以下の1,116症例における心臓突然死一次予防に対するICD治療群と非治療群の予後の検討において，中間値68ヵ月のフォローアップにおいて総死亡率，心血管死亡率でICDと非ICD群に差を認めず，心臓突然死率のみICD群は非ICD群に比して低かった（図3）[10]．高齢者でのICDによる生命予後の改善効果を受ける恩恵は乏しい可能性がある．

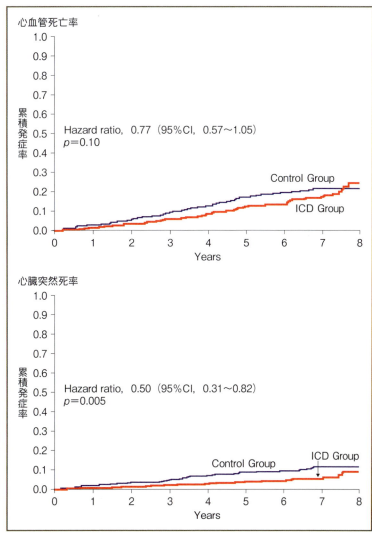

図3 非虚血性心疾患でEF 35％以下の1,116症例（年齢64歳：中間値）における心臓突然死一次予防に対する植え込み型除細動器（ICD）治療群と非治療群の予後の検討
（文献7を参照して作成）

TOPICS 2

　以前より左心機能以外に T wave alternans, baroreflex sensitivity, heart rate turbulence などの心臓突然死の予測指標が提唱され，これらの検査は陰性予測には適しているが，ICD 適応患者の適切な選択には至っていない．近年は心筋の繊維化を反映するガドリニウム造影 MRI 検査での，心筋の遅延造影像の有無が心臓突然死，つまり ICD の一次予防の恩恵を受ける可能性を示唆する報告がなされている[11, 12]．非虚血性心疾患でのリスク層別化は今後改変される可能性がある．

持続性心室頻拍

　多くは基礎心疾患を有している場合がほとんどであり，緊急性の高い状態といえよう．ER，ICU でも最初に SVT が発症した際には，血行動態が保たれているか否かを判断する．血行動態が破綻している場合には，R 波同期の直流通電で迅速に停止させる．停止しない場合，もしくはすぐに再発するような場合には，気管内挿管および人工呼吸器などの準備を並行して行いつつ，アミオダロン（300 mg をボーラス投与，停止しない場合には 150 mg 追加投与可能），リドカイン（50～100 mg ボーラス投与，停止しない場合には 50～100 mg を追加投与する．1 時間以内の最大使用量は 300 mg まで），ニフェカラント（体重（kg）×0.3 mg を 5 分かけて静注）を使用する．

MEMO 2

　VF による院外心停止例における自動体外式除細動器での除細動後の再発例に対する，アミオダロンとリドカインとの比較試験結果において，アミオダロン投与群は循環回復率がリドカイン投与群に比し高いことが報告されている[13]．これ以降アミオダロンの方が電気的除細動抵抗性の VF に対して有用との考え方が広まっている．しかし最近のメタ解析では，循環回復率，生存退院率，神経学的状態に関して差がないとの報告がなされている．我が国でしか使用できないニフェカラントであるが，アミオダロンとは差はないもの，リドカインより VF 停止率，循環回復率では優れている結果を得ている[14]．

　血行動態が破綻していない場合でも，除細動器は準備しておく．その際の薬物治療はアミオダロン（125 mg を 5 分間，その後 6 時間は 49.5 mg/hr で投与し，その後は 25.5 mg/hr で維持投与），リドカイン（50～100 mg ボーラス投与，1～2 mg/min での持続投与，4 mg/min まで増量可能），ニフェカラント（0.3 mg/kg を 5 分間で投与，0.4 mg/kg/hr で持続投与）を選択して投与する．特にニフェカラントは血中 K 値をチェックする必要がある．SVT 停止後の徐脈時には血中 K 濃度に注意が必要である．低値の場合には本剤の薬理学的特徴で過度の QT 延長から Torsade de Pointes（TdP）の発症する危険性があるためである．また徐脈による過度の QT 延長が生じた場合には，経静脈的ペーシングにて QT 延長を是正する．

基礎心疾患がない場合

　特発性左室VTの場合，動悸を主訴に来院し，血行動態は保たれている．心電図上は右脚ブロック，左軸偏位のQRS波形を呈する．本頻拍は左脚後枝プルキンエ繊維をリエントリ回路とし，Ca電流の遮断作用のあるベラパミル，ベプリジルの投与で停止する．特発性と診断できない場合は，ベラパミルの投与は禁忌である．Naチャネル遮断作用のある薬物でも停止することもある．流出路起源の特発性VTの場合，左脚ブロック，右軸偏位，下方軸のQRSを呈する．カテコラミン依存性がしばしば認められ，メカニズムはトリガードアクティビティであり，まずはβブロッカーを投与する．Na，Ca電流遮断作用のあるプロパフェノン，ベプリジルが有効である場合もある．その後は，これらの不整脈は不整脈専門医と相談してアブレーションでの根治を後日考えればよい．

再発予防の薬物療法の考え方

　基礎心疾患のない持続性単形性VTはアブレーションまでの間は有効治療薬を継続する．基礎心疾患を有する持続性単形性VT，血行動態が破綻するような多形性VTに対しても同様であるが，薬物療法での長期予後は不良であり，不整脈突然死の二次予防としてICDの植え込みを行う．アブレーションにより臨床的に認められたVTおよびEPSで誘発されたVTが根治もしくは，非誘発状態となったとしても，その後他のリエントリ回路を背景とするVTの再発は否定できない．拡張型心筋症，不整脈源性右室心筋症，心サルコイドーシスなどでは病態の変化により新たなVTを発症しうる．ICD植え込み後も，通常抗不整脈薬（アミオダロン，ソタロール）でVTを予防し，ICD作動を抑える必要がある．アミオダロン単剤では交感神経上昇に伴うVTのトリガーとなる誘発性期外収縮を抑制できないことが多いため，βブロッカーを併用することが多い．

おわりに

　不整脈の診断と適切な医療を提供するためには，それなりの経験を必要とするが，緊急性が高い場面も多く，緊急時の抗不整脈薬の使用法は会得しておかなければならない．

[文　献]

1）Yarlagadda RK, Iwai S, Stein KM et al：Reversal of cardiomyopathy in patients with repetitive monomorphic ventricular ectopy originating from the right ventricular outflow tract. Circulation 112：1092-1097, 2005
2）Baman TS, Lange DC, Ilg KJ et al：Relationship between burden of premature ventricular complexes and left ventricular function. Heart Rhythm 7：865-869, 2010
3）Ghuran AV, Camm AJ：Ischemic heart disease presenting as arrhythmias. Br Med Bull 59：193-210, 2001
4）Buxton AE, Lee KL, Fisher JD et al：A randomized study of the prevention of sudden death in patients with coronary artery disease. N Engl J Med 341：1882-1890, 1996
5）Pires LA, Lehmann MH, Buxton AE et al；Multicenter Unsustainod Tachycardia Trial Investigators：Differences in inducibility and prognosis of in-hospital and versus out-of-hospital identified nonsustained

ventricular tachycardia in patients with coronary artery disease：Clinical and trial design implications. J Am Coll Cardiol 38：1156-1162, 2001
6) Echt DS, Liebson PR, Mitchell LB et al：Mortality and morbidity in patients receiving encainide, flecainide, or placebo. The Cardiac Arrhythmia Suppression Trial. N Engl J Med 324：781-788, 1991
7) Doval HC, Nul DR, Grancelli HO et al；for the GESICA-GEMA Investigators：Nonsustained ventricular tachycardia in severe heart failure. Independent marker of increased mortality due to sudden death. Circulation 94：3198-3203, 1996
8) Singh SN, Fletcher RD, Fisher SG et al；for the Survival Trial of Antiarrhythmic Therapy in Congestive Heart Failure：Amiodarone in patients with congestive heart failure and asymptomatic ventricular arrhythmia. N Engl J Med 333：77-82, 1995
9) 日本循環器学会：循環器病の診断と治療に関するガイドライン　不整脈薬物治療に関するガイドライン（2009年改訂版）
10) Køber L, Thune JJ, Nielsen JC et al；DANISH Investigators：Defibrillator implantation in patients with nonischemic systolic heart failure. N Engl J Med 375：1221-1230, 2016
11) Morita N, Mandel WJ, Kobayashi Y et al：Cardiac Fibrosis as a Determinant of Ventricular Tachyarrhythmias. J Arrhythm 30：389-394, 2014
12) Disertori M, Masè M, Ravelli F：Myocardial fibrosis predicts ventricular tachyarrhythmias. Trends Cardiovasc Med 27：363-372, 2017
13) Dorian P, Cass D, Schwartz B et al：Amiodarone as compared with lidocaine for shock-resistant ventricular fibrillation. N Engl J Med 346：884-890, 2002
14) Chowdhury A, Fernandes B, Melhuish TM et al：Antiarrhythmics in Cardiac Arrest：A Systematic Review and Meta-Analysis. Heart Lung Circ（In Press）

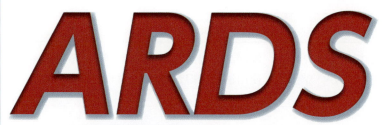

特集 ER，ICUのための循環器疾患の見方，考え方
　　　―エキスパートの診断テクニック―

Ⅲ．発熱（感染症）

●総論　発熱（感染症）

亀田総合病院 感染症科　笹澤裕樹，細川直登

Key words　血液培養，感染性心内膜炎，デバイス関連感染

point

- 発熱＝抗菌薬という考え方から脱却する．微生物を意識した発熱の原因検索が重要である．
- 感染症の原因検索のためには，抗菌薬投与前の培養検査が必須である．
- 薬剤耐性（antimicrobial resistance：AMR）対策を考慮した抗菌薬選択を行う
- カルバペネムは重症かつ，基質拡張型βラクタマーゼ（extended-spectrum beta-lactamases：ESBLs）などの耐性菌が検出されると予測されるときのみ使用する．デバイス関連感染の場合にはバンコマイシンを使用する．

はじめに

　入院中ICU患者に発熱を認める割合は70％に及ぶという報告がある[1]．発熱の原因は多様であるが，感染症の症状の一つとして認識されることも多く，特に重症患者の診療においては原因検索と治療を並行して進める必要がある．一方で発熱＝感染症とは限らないという認識を持つことも重要であり，盲目的に抗菌薬を投与することがないように注意したい．感染症と診断した場合には，その原因となる微生物に対して抗菌薬投与を行うことが感染症診療の原則である．感染症の診断のためには血液培養をはじめとする微生物検査を，抗菌薬の投与前に確実に提出することが肝要である．微生物を意識せずに感染症治療を行うことはできない．近年，ESBLsやカルバペネム耐性腸内細菌科細菌（carbapenem resistant enterobacteriaceae：CRE）など多くの薬剤に耐性を持つ菌株が世界的に広がりをみせており，WHOでは"世界的な公衆衛生上の危機"であるとして各国政府にAMR対策のアクションプランを実行するように勧告している[2]．

　本稿では，AMR対策も意識して，ERでの発熱とICUでの発熱に分け，実際の考え方，対応について述べる．

ERでの発熱の対応

ERではさまざまな疾患に遭遇するため，発熱の鑑別は多岐にわたる．ERで対応するのは原則として市中感染である．ここでは，感染症，特に発熱をきたす循環器疾患をどのように鑑別するかを考える．発熱は非特異的な徴候であり，鑑別が多岐にわたるため，発熱「＋α」の症候や状況で鑑別を進めていく（図1）．

1. 発熱「＋心不全」

発熱に心不全を伴う場合，循環器疾患では感染性心内膜炎（infective endocarditis：IE），心筋炎，心膜炎を考える．また，基礎心疾患を有する人に肺炎や尿路感染など他の感染を合併することで，心不全の急性増悪をきたす場合もある．発熱患者に心雑音を認めたら，IEを鑑別に挙げる．また，発熱「＋多発脳梗塞」もIEを想起すべき重要な徴候である．

感染性心内膜炎の診断や治療について詳細は各論に譲るが，大きく亜急性経過と急性経過をたどるものがある．亜急性経過をとるものはviridans group streptococciによるIEが代表的である．以前SBE（subacute bacterial endocarditis）とよばれていた病態で，「繰返す発熱」や「近医で投与された抗菌薬で一過性に改善する」，それを繰返すうちに「徐々に状態が悪化する」臨床状況がポイントとなる．一方，急性の経過をとり，いわゆる急性心内膜炎の状態を呈するものは，*Staphylococcus aureus*を考慮する．急激に弁破壊をきたしたり多発の塞栓症やショックを起こして急激に状態が悪化する．このような症候・状況に限らず，発熱「＋心不全」あるいは「＋心雑音」を呈する患者の診察は頭からつま先までの診察を行うことで所見を捉えられることがある．IEの場合は，心雑音に加え図2のような末梢塞栓症状がないか確認を行う．

髄膜炎が頭をよぎったら腰椎穿刺を行うのと同様に，**IEが鑑別として頭をよぎった時点で血液培養を3セット（1セットあたり20 mL）提出することが診断の第一歩となる**．そして心臓の評価としてはまず経胸壁心エコーを行い，疣贅が明らかでない場合には経食道心エコーも考慮する．待機的に眼科診察を依頼し，特徴的な眼底所見（Roth斑）を認めるかを確認する．採血ではリウマチ因子と尿検査を併せて提出し，修正Duke診断基準[3]を参考に感染性心内膜炎の診断を進める[4]．

2. 発熱「＋デバイス留置中」

発熱患者の診察では，体内にデバイスなどの異物が留置されていないか注意して診察を行う．ペースメーカーや植え込み型除細動器（implantable cardioverter defibrillator：ICD），人工血管などの血管内デバイスを有する場合には，デバイス由来の感染症を鑑別に挙げ，その部位の圧痛や発赤，腫脹の有無を確認し，2セット以上の血液培養を必ず提出する[5]．デバイス留置部位に上記の症状がある場合には，エコーやCTなどデバイスに応じた画像検索を考慮する．デバイス感染は局所所見がない場合もあるので，所見がなくても，他に明らかな感染巣を認めない場合は血液培養とともに画像診断を考慮する．

3. 発熱「＋かぜ＋心不全」

いわゆる「かぜ症状」（咳嗽，鼻汁，咽頭痛）が先行し，その後に急性経過で心不全を認める場合には急性心筋炎を想起する．詳細は各論に譲る．

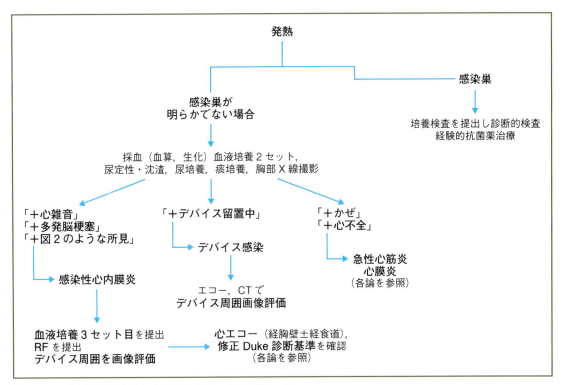

図1　ERでの循環器疾患による発熱患者へのアプローチ

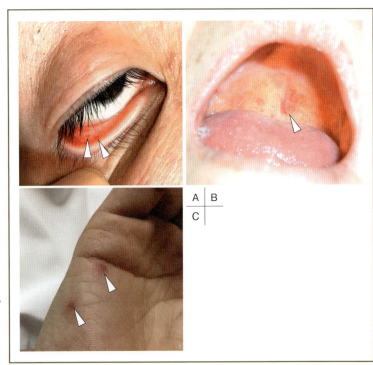

図2　感染性心内膜炎の際に認める所見
　A：眼瞼結膜の点状出血
　B：口腔内（硬口蓋）の出血斑
　C：手掌のOsler病変

ICUでの発熱の対応＜総論＞

ICUでの発熱は感染性と非感染性があるが[6,7]，非感染性の疾患は，感染性疾患を除外して診断するため，最初に感染性の原因があるかどうかを検討する．感染症の診断は感染部位の特定から始める．感染部位が特定できれば原因微生物が絞られる．ICUでの発熱の主要な鑑別診断を表1に示す．感染性の中でも，特に人工呼吸器関連肺炎（ventilator-associated pneumonia：VAP），カテーテル関連尿路感染症（catheter-associated urinary tract infections：CAUTI），カテーテル関連血流感染症（catheter-related blood stream infections：CRBSI），手術部位感染（surgical site infections：SSI），副鼻腔炎は頻度が多いため注意を払う必要がある[6]．

■ 1. 診 察

感染部位を特定するために，頭からつま先まで注意深い診察を行う．ICUではデバイスが留置されていることが多く，その部位に感染所見がないか特に留意して診察を行う．具体的には，経鼻胃管がある場合は副鼻腔炎の合併がないか，中心静脈カテーテルや動脈ラインなどの血管内留置カテーテル，大動脈内バルーンパンピング（intra-aortic balloon pumping：IABP）や経皮的心肺補助装置（percutaneous cardiopulmonary support：PCPS）などの刺入部位に発赤や滲出物がないか，ペースメーカーなどの術創部に発赤や熱感，腫脹がないかなどに注意する．膀胱留置カテーテル，気管内挿管のある患者では，CAUTIやVAPを念頭に所見をチェックする．

■ 2. 検 査

感染巣検索と原因微生物同定のため，一般採血（血算・生化学）に加え，尿定性・沈渣，

表1　ICUでの発熱の主要な原因

臓器系統	感染症	非感染症
中枢神経	髄膜炎，脳炎	後頭蓋窩症候群，中枢熱，痙攣，脳梗塞，脳出血，脳血管障害
心血管	中心静脈ライン，ペースメーカー感染，胸骨骨髄炎，ウイルス性心膜炎	心筋梗塞，心筋/弁輪膿瘍，（大動脈内）バルーンパンピング，心膜切開後症候群
呼吸器	VAP，縦隔炎，気管気管支炎，膿胸	肺塞栓，ARDS，無気肺（肺炎を伴わない），BOOP，閉塞性肺炎のない気管支原性癌，SLE肺臓炎
消化器	腹腔内膿瘍，胆管炎，胆嚢炎，ウイルス性肝炎，腹膜炎，下痢（Clostridium difficile）	膵炎，無石性胆嚢炎，腸管虚血，出血，肝硬変，虚血性腸炎，過敏性腸症候群
尿路	尿路カテーテル関連菌血症，尿路性敗血症，腎盂腎炎，膀胱炎	深部体温（中核温）の過小評価，再現性の欠如
皮膚/軟部組織	褥瘡，蜂窩織炎，創部感染	―
骨/関節	慢性骨髄炎，化膿性関節炎	痛風発作
その他	一過性菌血症，副鼻腔炎	副腎不全，静脈炎/血栓性静脈炎，腫瘍熱，アルコール/薬物離脱，振戦せん妄，薬剤熱，脂肪塞栓，深部静脈血栓症，術後発熱（48h），輸血後発熱

臓器系統別の発熱の原因を感染性，非感染性の別に列挙している．VAP：ventilator-associated pneumonia；人工呼吸器関連肺炎，ARDS：acute respiratory distress syndrome；急性呼吸窮迫症候群，BOOP：bronchiolitis obliterans organizing pneumonia；器質化肺炎を伴う細気管支炎，SLE：systemic lupus erythematosus；全身性エリテマトーデス

（文献7を参照して作成）

血液培養（2セット以上），尿培養，痰培養，胸部X線撮影をオーダーする．診察上異常所見を認めた部位に関しては，塗抹・培養（創部からの滲出液など），必要な画像検査（CT，超音波検査）を追加する．抗菌薬使用歴がある患者に入院中，下痢を認めた場合には，クロストリジウム・ディフィシル感染（Clostridium difficile infection：CDI）を考え，GDH・CDトキシン検査を提出する．

細菌検査は必ず抗菌薬投与の前に提出することが重要である．原因微生物が同定されることで感染巣の特定に役立つのみならず，適切な抗菌薬の選択や治療期間の決定にも役立つからである[8]．

診察・検査で感染症か非感染症か最初は判断がつかない場合は，感染症として治療を開始し，臨床経過や培養結果で再度判断してもよい．

3．初期治療

感染症と考えた場合には微生物検査を提出したうえで抗菌薬の投与を開始する．病原微生物が同定される前に開始する治療を初期治療または，経験的治療ともいう．これは感染部位が特定されれば，どの微生物が原因となるかが経験的に知られているので，それを想定した抗菌薬を選択するので"経験的治療"と称されるのであり，微生物が不明であるから広域抗菌薬を使用しておく，と誤解されがちなので注意が必要である．

想定した微生物の感受性は不明であるが，すべての耐性株を対象にする必要はない．患者の全身状態により必要なスペクトラムを決定する．CAUTIと診断したときに患者の全身状態が良好であれば，ESBLs産生株は狙わずにセフトリアキソンまたは緑膿菌までカバーしたセフタジジムを使用することができる．しかし，ショックで輸液に反応せずカテコラミンを使用している状態であれば，確率が少ないESBLs産生株もカバーしてカルバペネムを初期治療として選択するというようなことである．すべての症例にカルバペネムを使う必然性はない．死亡リスクの推定にはSOFA（sequential organ failure assessment）scoreやqSOFA（quick Sequential Organ Failure Assessment）も利用可能である．qSOFAは意識の異常，収縮期血圧100 mmHg以下，呼吸数22回/min以上，のうち2項目を満たした場合，死亡リスクが高い状態であり，そのような場合は候補となる抗菌薬のうち確率の少ない菌もカバーする広域抗菌薬を選択し，それ以外の場合はより狭域の抗菌薬を選択する．

初期治療薬の選択には感染部位別のおよその病原微生物のリストを知っている必要がある．それについては各論で記述する．

4．最適治療

微生物検査を提出して，初期治療を開始した後に起因菌と感受性が判明した場合，それに合わせた最も狭域の抗菌薬に変更する．これをde-escalationという．De-escalationができる条件は微生物と感受性が判明していること，使用中の抗菌薬よりも狭域の抗菌薬に感受性があること，患者の状態が改善傾向にあることである．この3つの条件を満たしていれば治療効果を保証したまま狭域抗菌薬への変更が可能である．治療期間はそれぞれの感染部位により標準的な治療期間が決まっているので，その日数投与して患者が改善していれば投与を終了できる．CRPなどの炎症反応が収まるまで投与する必要はない．

ICUでの発熱の対応＜各論＞

ICUで頻度の高いVAP，CAUTI，CRBSI，SSI，CDIについてそれぞれの初期治療についてと，それ以外の感染巣をどう特定していくかについて述べる．

1. VAP

挿管・人工呼吸管理中の患者では必ず鑑別に挙げる．ICU患者において，発熱や浸潤影，膿性痰の増加といった徴候がVAPに起因するのは30〜40％のみ[9]という報告もあり，一見肺炎らしい徴候であってもARDS（acute respiratory distress syndrome）や無気肺，肺水腫と鑑別が必要である．下気道検体の提出が起因菌の同定に重要であり，必ず抗菌薬投与前（または抗菌薬変更前）に痰培養を提出する．耐性菌リスクの評価を併せて行い初期治療を選択する．90日以内の抗菌薬投与歴，発症時に敗血症性ショックがある，発症前のARDS，5日以上の入院歴，腎代替療法施行，が耐性菌によるVAPのリスク[10]である．

軽症で耐性菌リスクがなく，グラム染色で緑膿菌を疑うグラム陰性桿菌（gram-negative rod：GNR）がない場合には，セフトリアキソンやアンピシリン・スルバクタムが選択肢となる．重症の場合や，上記の耐性菌リスクを有し，GNRを多数認める場合には，緑膿菌も考えセフェピムやピペラシリン・タゾバクタムが選択肢となり，施設ごとの薬剤感受性（アンチバイオグラム）に従って感受性率の高いものを用いる．ブドウ球菌様のグラム陽性球菌（gram-positive coccus：GPC）やグラム陽性桿菌（gram-positive rod：GPR）を多数認める場合には，上記の抗緑膿菌活性のある抗菌薬に加え，バンコマイシンの投与を行う[9]．GPCを少数のみ認める場合には，原因菌でないことが多い．

2. CAUTI

膀胱留置カテーテルへの定着菌の関与を除外するため，尿培養の提出前にはカテーテルを交換し，その後検体を採取する[11]．細菌尿が真の原因菌を反映することもあれば，無症候性細菌尿のこともあるため，UTI症状の有無が重要である．沈静下などで症状が不明のときは他の感染巣がない場合にUTIと診断する．男性の場合には，前立腺炎の可能性がないか検討が必要であり，直腸診を行う．尿のグラム染色所見に従い，腸内細菌様のGNRであればセフトリアキソンやセフォタキシムを，緑膿菌を疑うGNRであればセフェピムやセフタジジムを用いる．ESBLs産生菌やAmpC過剰産生菌のような耐性グラム陰性桿菌の多い施設では，全身状態が悪い場合，初期治療にカルバペネムが必要になる場合があるが，ほとんどの場合にはカルバペネムは不要なことが多い．各施設のアンチバイオグラムを参考にする．

3. CRBSI

ICUでは中心静脈，末梢静脈ラインが留置される．そのため，CRBSIは必ず鑑別に挙げる．刺入部に所見を認めるのはわずか3％のみという報告もあり[12]，所見がないことがCRBSIの診断の否定にはならないため，血管内留置カテーテルがある患者での発熱の場合には，診断のため血液培養の提出（カテーテルから1セット，末梢から1セット）が必要である．最も頻度の高い原因はGPCであり，初期治療にはバンコマイシンが必須である．重症患者の場合には，緑膿菌を含めたGNRも併せて治療対象とする必要があり，セフェピムなどを併用する．

4. SSI

ペースメーカーなどのデバイス留置や，開

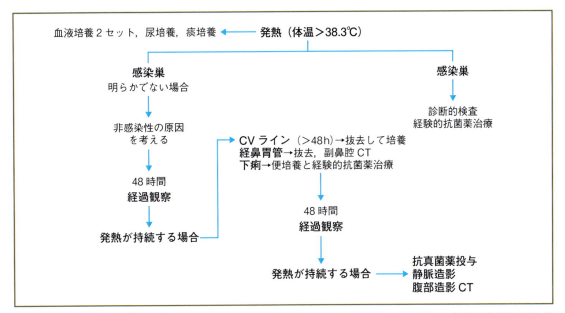

図3 ICUの発熱患者でのアプローチ　　　　　　　　　　　　　　　　　　　　（文献7を参照して作成）

心術後の場合には，SSIを検討する．創部に膿を認める場合には塗抹・培養を提出し，グラム染色所見を初期治療選択に生かす．推定される菌名は検査室に問い合わせるとよい．創部の抜糸やドレナージが必要かを必ず検討する．抗菌薬はMRSAを想定しバンコマイシンを用いる[13]．腹部や消化管，女性生殖器，会陰，腋窩に創部があるときは緑膿菌を含むGNRと嫌気性菌も起因菌に想定し，ピペラシリン・タゾバクタムなどを併用する．

5．CDI

発熱，下痢，白血球増加がCDIの徴候である．下痢がなく，大腸の浮腫，ガス貯留（中毒性巨大結腸症）が徴候のこともある．可能であれば使用中の抗菌薬を中止し，軽症から中等症例ではメトロニダゾール1回500mg 1日3回 内服 10〜14日の治療を行う．全身状態が悪い症例ではバンコマイシン1回125mg 1日4回 内服 10〜14日の治療を行う．米国感染症学会のガイドラインでは重症例の定義を白血球≧15,000/μLや血清クレアチニン値の1.5倍以上の上昇としているが，高病原性株がほとんど存在しない日本ではオーバートリアージになると思われ，全身状態と合わせて判断する．ショックやイレウス，巨大結腸症を認める最重症例では，バンコマイシンの内服/経管投与に加え，メトロニダゾール1回500mg 1日3回 静注を行う．バンコマイシンは点滴では効果がないことに注意する．

6．それ以外の原因の鑑別

上記のように明らかな感染巣が不明の場合には，非感染性の原因を考える（図3）．結晶性関節炎など原因が明らかであればそれに対する治療を行う．その後24〜48時間経過しても発熱が持続する場合には，48時間以上留置されている中心静脈ラインがあれば抜去して培養に提出（カテーテル先端と血液培養2セットを一緒に），経鼻胃管があれば抜去して副鼻腔CT，下痢がある場合には前述のCDI検査と治療を行う．それでも48時間以上発熱が持続する場合には，Candida感染の関与を疑い血液培養を再度2セット提出，腹腔内感染を考え腹部造影CT，薬剤熱を考

え終了や変更が可能な薬剤がないかを検討，深部静脈血栓症/肺塞栓症（deep vein thrombosis/pulmonary embolism：DVT/PE）の可能性を考え下肢静脈エコーや胸部造影CTを考慮する[7]．

おわりに

　発熱はよく遭遇する症状である．特にICUの患者の多くは重症でありデバイスが多数使用されていることも多く，検討すべき項目が多い．発熱が感染性か非感染性かも含めて問題点を整理することで診断がつけやすくなる．感染症診療の基本である患者背景，感染臓器に加え原因微生物を同定するためには培養検査が重要であり，必ず抗菌薬投与前に培養を提出することを習慣とする必要がある．発熱という問題を診断不能に陥らせないために，発熱＝抗菌薬投与という思考ではなく，原因検索と診断に基づいた治療を行うことが重要である．

[文　献]

1) Circiumaru B, Baldock G, Cohen J：A prospective study of fever in the intensive care unit. Intensive Care Med 25：668-673, 1999
2) World Health Organization：Global action plan on antimicrobial resistance, 2015
http://apps.who.int/iris/bitstream/10665/193736/1/9789241509763_eng.pdf?ua=1
3) Li JS, Sexton DJ, Mick N et al：Proposed modifications to the Duke criteria for the diagnosis of infective endocarditis. Clin Infect Dis 30：633-638, 2000
4) Baddour LM, Wilson WR, Bayer AS et al：Infective endocarditis in adults：Diagnosis, antimicrobial therapy, and management of complications：A scientific statement for healthcare professionals from the American Heart Association. Circulation 132：1435-1486, 2015
5) Baddour LM, Epstein AE, Erickson CC et al：Update on cardiovascular implantable electronic device infections and their management：A scientific statement from the american heart association. Circulation 121：458-477, 2010
6) Marik PE：Fever in the ICU. Chest 117：855-869, 2000
7) Dimopoulos G, Falagas ME：Approach to the febrile patient in the ICU. Infect Dis Clin North Am 23：471-484, 2009
8) 青木　眞：レジデントのための感染症診療マニュアル　第3版．医学書院，2015
9) Diaz E, Ulldemolins M, Lisboa T et al：Management of Ventilator-Associated Pneumonia. Infect Dis Clin North Am 23：521-533, 2009
10) Kalil AC, Metersky ML, Klompas M et al：Management of Adults With Hospital-acquired and Ventilator-associated Pneumonia：2016 Clinical Practice Guidelines by the Infectious Diseases Society of America and the American Thoracic Society. Clin Infect Dis 63：e61-e111, 2016
11) Hooton TM, Bradley SF, Cardenas DD et al：Diagnosis, Prevention, and Treatment of Catheter-Associated Urinary Tract Infection in Adults：2009 International Clinical Practice Guidelines from the Infectious Diseases Society of America. Clin Infect Dis 50：625-663, 2010
12) Safdar N, Maki DG：Inflammation at the insertion site is not predictive of catheter-related bloodstream infection with short-term, noncuffed central venous catheters. Crit Care Med 30：2632-2635, 2002
13) Stevens DL, Bisno AL, Chambers HF et al：Practice guidelines for the diagnosis and management of skin and soft tissue infections：2014 update by the Infectious Diseases Society of America. Clin Infect Dis 59：e10-e52, 2014

特集 ER, ICU のための循環器疾患の見方, 考え方
―エキスパートの診断テクニック―

III. 発熱（感染症）

●各論 急性心筋炎

北里大学医学部 循環器内科学 石井俊輔

Key words 心筋炎, 急性心筋炎, 劇症型心筋炎, 発熱, 感冒, 先行感染

point

▶ 心筋炎の臨床像は無症候から致死的状態までさまざまである.

▶ 発熱患者を診た際には, いかに心筋炎の存在を念頭におけるかが早期診断のポイントである.

▶ 心筋炎患者の重症化の予測項目は, 一時点での所見には限界があり, 各検査所見の経時的変化が重要である.

はじめに

　心筋炎は心筋を主座とした炎症性疾患である. 心筋炎の存在すら気づきもしない軽症例から致死的な重症例まで, その臨床像はさまざまである. ゆえに, 心筋炎の診断は必ずしも容易ではない. 診断する第一歩は, まず疑うことである.

心筋炎の頻度

　症候性心筋炎は, 10万人あたり115人の頻度との報告[1]がある. 非心臓死剖検例の0.6％に心筋炎が確認された（無症候性）との報告[2]を勘案すると, 一過性に無症候に経過する軽症心筋炎は相当数存在すると考えられる. したがって, 我が国における心筋炎の正確な発症率は不明である. 心筋炎のほとんどは心症状を呈さずに日常診療上に現れており, その後にまれな確率で症候性となり, ときに劇症化することを認識する必要がある.

初期診断のための特徴的な症状および検査

（1）症　状

　多くの場合は, 発熱, 悪寒, 頭痛, 全身倦怠感などの感冒様症状や食思不振, 悪心, 嘔吐, 下痢などの消化器症状が先行し, 数時間から数日の経過で心症状が出現する. 心症状には, 心不全症状（約70％）, 胸痛（約

44％），不整脈（約25％）に随伴する症状がある．着目すべき身体所見は，発熱，脈の異常（頻脈，徐脈，不整），低血圧である．聴診でのⅢ音や，湿性ラ音などの肺うっ血徴候，頸静脈怒張や下腿浮腫などの右心不全徴候を認めることもある．心膜炎合併例では心タンポナーデの病態を形成しうる．これらの症状発現の有無は，炎症の部位，程度，拡がりによって決まる．また，症状や徴候は非特異的なため，それらのみから明白な心筋炎と断定できる症例はまれである．多くの心筋炎患者は，感冒と初期診断され，薬を処方されるが，状態の改善に乏しいという自己判断から，複数の医療機関を受診するケースが少なくない．単なるかぜ症状や消化器症状のあと，短期間で心肺危機に陥り，致死的経過をとる劇症型心筋炎に出会うことすらある．したがって，臨床の現場で発熱患者を診る際に，心筋炎の可能性を念頭においた策がとれるかが重要である．

(2) 生化学検査

非循環器医が心筋炎を疑う観点からは，生化学検査は有用な客観指標である．心筋炎においては，AST，LDH，CK-MB，心筋トロポニンなどの心筋構成蛋白の血中増加が確認される．発熱などの先行する感冒症状に加え，心筋逸脱酵素の上昇を認める患者は心筋炎を疑う．

(3) 胸部X線写真

胸部X線写真は心筋炎診断および重症度の判断には有用でない．心拡大や肺うっ血像を認める場合もあるが非特異的である．一方，心原性ショックに陥ったにもかかわらず，心拡大や肺うっ血像が明瞭でない症例もある．

(4) 心電図

心電図は感度が高く簡便な診断法である．頻度としてはST-T異常が最も多い．ST上昇は心膜炎の合併（心膜心筋炎）を示唆し，鏡像を伴わない全誘導（aV$_R$を除く）でのST上昇を認めることも少なくない．逆に限局性のST上昇を呈し，急性心筋梗塞と酷似する例にも遭遇する．心伝導障害（房室ブロックや脚ブロック，それに心室内伝導障害など）は頻繁にみられる（**図1a**）．しかしながら，特徴的な変化に乏しい劇症化例も存在する（**図1b**）．

(5) 心エコー図

心膜液貯留に加えて，炎症部位に一致した

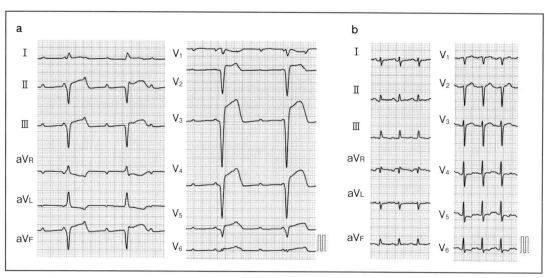

図1 心電図
a：心拍数40/分の完全房室ブロック．心電図異常が顕著な劇症型心筋炎例．
b：心拍数155/分の洞性頻脈．心電図異常が軽微な劇症型心筋炎例．

一過性の壁肥厚と壁運動低下が特徴的である．典型例では全周性求心性壁肥厚とびまん性壁運動低下，それに心腔の狭小化を認めることがあるが，初期には壁運動低下がみられない例もある．検査の感度および特異性の高さより，心筋炎を疑ったら必ず心エコー図検査を行う．

(6) 心臓カテーテル検査，心筋生検

上記検査から心筋炎を疑う症例は，可能な限り速やかに心臓カテーテル検査を行う．血液検査，心電図，心エコー図から得た情報のみでは，虚血性心疾患を除外できない症例が多い．治療法が異なることからも，冠動脈の有意狭窄病変を除外することが重要である．ついで，心内膜心筋生検による病理像で診断を確定する（図2）．心筋生検では，採取部位や標本の個数，採取時期により組織像の違いや偽陰性が避けられない．通常少なくとも3ヵ所以上から標本を採取することが推奨される．生検の時期は，心筋炎が疑われたならばなるべく早期に行うほうがよく，発症10日以内であれば大多数の症例で心筋炎組織像が認められるが，回復期では診断率が後退する．また，好酸球性心筋炎や巨細胞性心筋炎などへの免疫抑制薬による治療介入の検討も

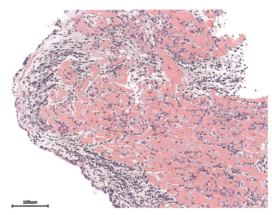

図2 心筋生検病理像
リンパ球性心筋炎．心内膜および間質に多数の小円形細胞の浸潤が認められ，心筋細胞の融解，途絶を認める．

早期が望まれる．しかし，心筋生検は，炎症存在部位の組織を必ず採取できるとは限らないため，病理所見陰性をもって心筋炎を否定できるわけではない．各検査から心筋炎の疑いが残る症例は，注意深い経過観察が必要である．

(7) 心臓MRI

心原性ショックを呈するような症例では撮像困難だが，心筋炎病変の拡がりを診断するにはT2強調画像やガドリニウム遅延造影像が有用である（図3）．病理所見が陰性であっ

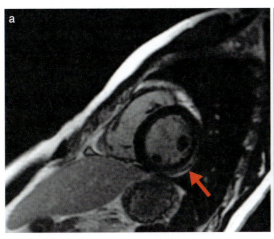
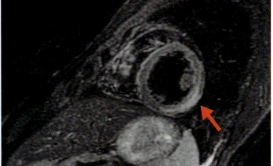

図3 心臓MRI
a：T2強調画像．左室側壁に高信号域を認める．
b：ガドリニウム遅延造影像．側壁中心に広範な洗浄遅延増強効果域を認める．心内膜下は温存されている．

た症例においても，病歴や各種検査に加えた心臓MRI所見で心筋炎を診断する症例もある．また，急性心筋梗塞との鑑別にも心臓MRI画像での病変の拡がりが有用である．すなわち，急性心筋梗塞は心内膜病変からの拡がり像を示すのに比して，急性心筋炎では心外膜からの拡がりやびまん性の拡がりを示すことが多い．

(8) ウイルス関連診断

病因解明のひとつとして，患者血清を用いたウイルス抗体価の測定を行う．2週間以上の間隔で採取された急性期と寛解期のペア血清を用い，ウイルス抗体価の4倍以上の変動をもって陽性と判断する．ただし，その陽性率は概ね10%に過ぎず，さらに感染臓器の同定は不可能である．一方，ポリメラーゼ連鎖反応（polymerase chain reaction：PCR）法や in situ hybridization 法を用い，心筋からウイルスゲノムを検出することは，原因ウイルスの特定に大きく寄与するが，現段階では一般的な検査法とはなっていない．

経時的な評価の重要性

前述のように血液検査，心電図，心エコー図などは急性心筋炎の診断の助けとなる．疑われた症例は，急性心筋梗塞が除外診断でき，心筋生検で活動性病変が確認されれば診断は確定する．当然ながら，心筋炎は診断して終わりではない．特異的治療がほとんど存在しないため，病状の進展を見極めることが最も重要である．現時点で，劇症化の予測項目としては，一時点での所見には限界があり，むしろ，各検査所見の経時的変化が重要である．心筋トロポニン値が経時的に低下し，陰性化する例では病態の安定に向かうと示唆されるが，逆に心筋トロポニン値が上昇し続ける場合は心筋炎が劇症化する可能性が考えられる．また，循環動態を反映する血液指標も劇症化の存在診断に欠かせない．すなわち，乳酸，塩基過剰（base excess）や多臓器不全指標としての総ビリルビン値，それにクレアチニン値などが重要である．心電図では，たとえ初回の心電図変化は軽微でも，時間の経過とともに異常所見が明瞭になる場合がある．QRS幅の増大や心室性不整脈の頻発は劇症化に向かう予兆となる．また，完全房室ブロックや房室解離（35%）が劇症化例に多い．心エコー図においても一時点での観察では限界があり，左室駆出率低下（40%未満）が劇症型に多いとする報告がある程度である．やはり，求心性の壁肥厚と壁運動低下の進行という経時的変化が劇症化診断に重要であり，ときにその変化は急速である．また，血行動態が不安定な場合あるいは，その可能性が高い場合は，スワン・ガンツカテーテルガイドの血行動態モニタリングも重要である．

各指標の絶対値評価も重要であるが，先に述べた検査所見と同様に綿密な経時的変動の観察が心筋炎患者の管理で最も重要である．

心筋炎の治療

急性心筋炎は基本的には，1週間程度の自然経過で回復期に入る．急性心筋炎にみられる多面的な症候や症状はサイトカインストームに伴う可逆的な心筋障害である．すなわち，急性期の電気的あるいは機械的不安定を乗り切れば，不整脈や心ブロック，それに血行動態は正常化することはまれではない．そのため，心筋炎診療の基本原則は患者の感染

免疫による治癒までの間，電気的不全や機械的不全を回避して血行動態維持を図ることにある．したがって，治療手順は安静，呼吸・循環の補助，薬物投与（ときに免疫抑制療法の適応を考慮）など患者の負担の少ない介入から開始して，やむをえないと判断した患者でのみ機械的循環補助を開始する．

おわりに

心筋炎の多くはウイルス感染を契機に発症する．つまり，発熱をはじめとした非特異的感冒が初発症状となることが多く，そのために早期診断を困難にしている．診断する第一歩は，心筋炎を疑い念頭におくことにつきる．さまざまな検査が進歩した今日，心筋炎の存在を念頭におきさえすれば診断に窮することはそれほど多くないはずである．また，多くの心筋炎患者は自然治癒が期待できる．したがって，治療の基本は，臨床診断を正しく下し，心肺危機に迅速に対応できる体制で徹底的な患者管理をすることである．

[文献]

1) Okada R, Kawai S, Kasuya H：Nonspecific myocarditis. A statistical and clinicopathological study of autopsy cases. Jpn Circ J 53：40-48, 1989
2) Feeley KM, Harris J, Suvarna SK：Necropsy diagnosis of myocarditis：A retrospective study using CD45RO immunohistochemistry. J Clin Pathol 53：147-149, 2000

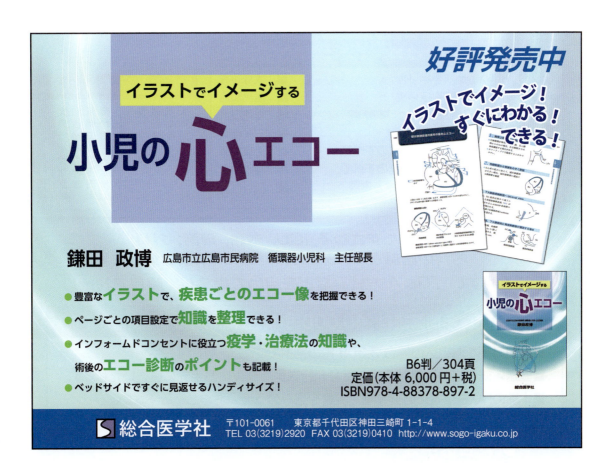

2018年度　年間購読受付中

👉 Critical Careの総合誌

救急・集中治療

隔月刊＋臨増号／B5判／本文平均200頁（通常号）／定価（本体5,600円＋税）（通常号）
定価（本体6,500円＋税）（臨増号）

■ 2018年（30巻）の特集予定 ■

1号	エキスパートに学ぶ 栄養管理のすべて	編：	小谷穣治
2号	ER, ICUのための 循環器疾患の見方，考え方 ―エキスパートの診断テクニック―	編：	佐藤直樹
3号	エキスパートに学ぶ ショック管理（仮）	編：	垣花泰之
臨増号	徹底ガイド DICのすべて2018（仮）	編：	丸藤　哲
	（以下続刊）		

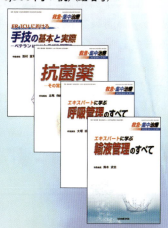

■ 2017年（29巻）の特集 ■

通常号：定価（本体4,600円＋税）
臨増号：定価（本体6,400円＋税）

1・2号	ARDS ―その常識は正しいか？―	編：	大塚将秀
3・4号	不整脈―その常識は正しいか？―	編：	里見和浩
5・6号	ショック管理―ショックと臓器障害連関のメカニズム―	編：	垣花泰之
7・8号	抗菌薬―その常識は正しいか？―	編：	志馬伸朗
9・10号	エキスパートに学ぶ 呼吸管理のすべて	編：	大塚将秀
11・12号	エキスパートに学ぶ 輸液管理のすべて	編：	鈴木武志
臨増号	ER・ICUにおける 手技の基本と実際 ―ベテランに学ぶトラブル回避法―	編：	西村匡司

● Honorary Editors
天羽敬祐
早川弘一
島崎修次
相馬一亥
山科　章

● Editors
岡元和文
行岡哲男
横田裕行
久志本成樹
大塚将秀
志馬伸朗
松田直之
山本　剛

- Critical Careにたずさわる ICU, 救急, 麻酔, 外科, 内科の医師とコメディカル対象に, 解説と情報を満載!
- 読みやすい「Q&A方式」などを用いて編集し, 隔月で刊行!

2018年度　年間購読料　40,000円（税込）〈通常号6冊＋臨増号1冊〉

- 年間購読をお申込の場合 3,308円の割引です.
- 直送雑誌の送料は弊社負担. 毎号刊行次第, 確実にお手元に直送いたします.
- 本誌のFAX送信書に必要事項をお書き込みのうえ, お申し込み下さい.

総合医学社
〒101-0061　東京都千代田区神田三崎町1-1-4
TEL 03(3219)2920　FAX 03(3219)0410　http://www.sogo-igaku.co.jp

特集 ER，ICUのための循環器疾患の見方，考え方
―エキスパートの診断テクニック―

Ⅲ．発熱（感染症）

●各論　感染性心内膜炎

同愛記念病院 循環器科　松田淳也

Key words　弛張熱，血液培養，Osler結節，Roth斑，出血斑，爪下線状出血，Janeway病変，経胸壁心臓超音波検査，経食道心臓超音波検査

point

▶ 原因不明の発熱が持続する場合は，感染性心内膜炎を疑い全身を隈なく検索する．

▶ 確定診断には複数回の血液培養検査と心臓超音波検査が必要である．

はじめに

　感染性心内膜炎は弁膜や心内膜に感染に伴う疣腫を形成し，菌血症，塞栓症，心障害，動脈瘤など多彩な臨床症状を呈する全身性疾患である．発症には弁膜疾患や先天性心疾患に伴う異常血流の影響，人工弁置換術後例など異物の影響で生じた非細菌性血栓性心内膜炎が重要と考えられている．すなわち，非細菌性血栓性心内膜炎を有する例において，歯科処置，耳鼻咽喉科的処置，婦人科的処置，泌尿器科的処置などにより一過性に菌血症が生じると，非細菌性血栓性心内膜炎の部位に菌が付着，増殖し，疣腫が形成されると考えられている．したがって疣腫は房室弁の心房側，半月弁の心室側など逆流血流が当たるところや，シャント血流や狭窄血流などの異常ジェット血流が心内膜面に当たるところに認められることが多い．

　発症率は年間人口10万人あたり3～10例程度にみられ[2]，その臨床経過は急性から亜急性にわたり，病原性の強い起因菌による急性感染性心内膜炎では心不全症状が急速に進行して致命的になる一方，亜急性では多彩な非特異的臨床症状（発熱，全身倦怠感，食思不振，体重減少，関節痛など）を呈することから診断が遅れる可能性がある．一般的な合併症発症率は心不全32.3％，脳梗塞16.9％，他の塞栓症（22.6％），膿瘍（14.4％）と比較的高率でかつ生命を脅かすものを多く合併する[3]．早期発見と手術適応の評価が重要であり，心臓超音波検査は非常に有用な検査であるが，経胸壁心臓超音波検査における疣腫検出感度は60～70％と低い．基礎心疾患として弁膜症や先天性心疾患のほかに人工弁置換や植え込み型デバイス症例が増えており，これらの症例ではその感度がさらに低下する．院内死亡率は15～20％と依然高率であり1年死亡率は約40％とされている．感染性心内膜炎の診断を中心に述べていく[4,5]．

感染性心内膜炎の診断

感染性心内膜炎の臨床症状は発熱が80～85％と最も高率にみられるが，そのほかの悪寒，発汗，食思不振などは感染性心内膜炎に特徴的な症状ではない．発熱は一般的には弛張熱とされているが，微熱にとどまる場合もあり，高齢者では発熱がみられないこともある．また，身体所見では心雑音が最終的には多くの症例で聴取されるが，発症初期は30～45％程度にしか聴取されない．このほかに感染性心内膜炎に特徴的な臨床症状としては Osler 結節[*1]，Roth 斑[*2]，出血斑，爪下線状出血，Janeway 病変[*3] などが挙げられ，全身の身体所見を隈なく検索することが診断に重要である．しかし，臨床症状や身体

表1 感染性心内膜炎の Duke 臨床的診断基準

【IE 確信例】
Ⅰ．臨床的基準
・大基準2つ，または大基準1つと小基準3つ，または小基準5つ
（大基準）
1. IE に対する血液培養陽性
A. 2回の血液培養で以下のいずれかが認められた場合
　（ⅰ）Streptococcus viridans, Streptococcus bovis, HACEK グループ，Staphylococcus aureus
　（ⅱ）Enterococcus が検出され（市中感染），他に感染巣がない場合
B. 次のように定義される持続性の IE に合致する血液培養陽性
　（ⅰ）12時間以上間隔をあけて採取した血液検体の培養が2回以上陽性
　（ⅱ）3回の血液培養すべてあるいは4回以上の血液培養の大半が陽性（最初と最後の採血間隔が1時間以上）
C. 1回の血液培養でも Coxiella burnetti が検出された場合，あるいは抗 phase 1 IgG 抗体価800以上
2. 心内膜が侵されている所見で A または B の場合
A. IE の心エコー図所見で以下のいずれかの場合
　（ⅰ）弁あるいはその支持組織の上，または逆流ジェット通路，または人工物の上にみられる解剖学的に説明のできない振動性の心臓内腫瘤
　（ⅱ）膿瘍
　（ⅲ）人工弁の新たな部分的裂開
B. 新規の弁閉鎖不全（既存の雑音の悪化または変化のみでは十分ではない）
（小基準）
1. 素因：素因となる心疾患または静注薬物常用
2. 発熱：38.0℃以上
3. 血管現象：主要血管塞栓，敗血症性梗塞，感染性動脈瘤，頭蓋内出血，眼球結膜出血，Janeway 発疹
4. 免疫学的現象：糸球体腎炎，Osler 結節，Roth 斑，リウマチ因子
5. 微生物学的所見：血液培養陽性であるが上記の大基準を満たさない場合，または IE として矛盾のない活動性炎症の血清学的証拠
Ⅱ．病理学的基準
菌：培養または組織検査により疣腫，塞栓化した疣腫，心内膿瘍において証明，あるいは病変部位における検索：組織学的に活動性を呈する疣腫や心筋膿瘍を認める
【IE 可能性】
大基準1つと小基準1つ，または小基準3つ
【否定的】
・心内膜炎症状に対する別の確実な診断，または
・心内膜炎症状が4日以内の抗菌薬により消退，または
・4日以内の抗菌薬投与後の手術時または剖検時に IE の病理学的所見なし

（文献1を参照して作成）

[*1] 指腹部，母指丘の有痛性の青紫色の結節
[*2] 眼瞼結膜や網膜に好発する卵状の点状出血
[*3] 手掌，足背の無痛性の紅斑性の結節

所見のみで感染性心内膜炎と診断することは難しく，確定診断のためには Duke の診断基準を用いることが一般的である（**表1**）[2]．大基準2つ，小基準5つを用いて確定診断あるいは疑い診断にとどまるのかを判定する．確定診断の中心となるのが血液培養陽性と心臓超音波検査による心内膜病変の所見である．

血液培養

血液培養は必ず実施する．感染性心内膜炎は持続的菌血症の病態であり血液培養で持続して陽性となることが重要であるため，24時間以内に3セット以上の血液培養採取が推奨される．典型的病原体として挙げられている Streptococcus viridans, Streptococcus bovis, HACEK 群は感染性心内膜炎以外で検出されることはほとんどないため，これらが血液培養から検出されることは重要な診断基準となる．Staphylococcus aureus は院内感染症による感染性心内膜炎例が増加しているため診断基準改定後は上記3つの菌と同様に扱われている．一方で10～30％の症例では血液培養が陰性である．すでに抗菌薬投与を受けていることが大きな要因と考えられるが，培養困難な嫌気性菌，HACEK 群などの発育の遅いグラム陰性菌や真菌やクラミジア，レジオネラなどの偏性細胞内寄生体などが原因になっている可能性が考えられる．

心臓超音波検査

心臓超音波検査における診断のポイントとして，疣腫の検出，弁機能障害の評価，弁周囲合併症の3つが挙げられる．

1．疣腫の検出

経胸壁心臓超音波検査では，疣腫自体の検出率は50～60％程度であり，さらに5mm以下では25％と検出率が低下する．このため経胸壁心臓超音波検査のみでは疣腫の存在を完全に除外することが難しい場合，経食道心臓超音波検査による確認が必要である．経食道心臓超音波検査は感度・特異度ともに経胸壁心臓超音波検査よりも優れ，各々76～100％および94～100％であり，特に2～5mmの疣腫の検出の感度はほぼ100％とされている．疣腫の大きさは予後予測に重要であり，直径が10mm以上の場合は塞栓症の発症率が有意に増加するとの報告がある[6]．疣腫の付着部位については，複数弁に認めることもあり，すべての弁を注意深く観察することが重要である．弁逆流やシャント疾患がある場合には異常ジェットが当たる部位に形成されやすい．その他，疣腫の形状，性状，可動性の有無の観察も重要である．

2．弁機能障害の評価

感染弁では弁の障害によりさまざまな機序で弁逆流が認められる．疣腫そのものが起こす弁接合不全や感染による炎症が波及して生じた弁破壊（弁瘤や弁穿孔），僧帽弁では腱索に感染し腱索断裂が起こることにより生じる弁逸脱などがある．

3．弁周囲合併症

感染が拡大することにより弁輪部膿瘍や細菌性動脈瘤を形成し，ついには隣接した心腔内へ穿孔をきたすこともある．弁輪部膿瘍は人工弁に多く，特に大動脈弁輪部からValsalva洞付近にかけて多く認められる．

感染性心内膜炎の治療

疣腫には血流が乏しいため，内部の菌を殺菌するには感受性のある抗菌薬を十分量かつ長期間にわたって使用しなければならない．それにより感染を治癒させて弁やその他の構造物の破壊を防ぎ，さらには心不全の発生や進行を抑え，塞栓症を防止する．

(1) ペニシリンG感受性連鎖球菌

最も頻度の高い連鎖球菌（Streptococcus viridans, *Streptococcus bovis*）ではペニシリン感受性のことが多く，ペニシリンGを大量・長期間用いる．

(2) ペニシリンG低感受性連鎖球菌

シナジー効果を期待してペニシリンGとゲンタマイシンの併用療法を行う．

(3) 腸球菌

消化器の検査や手術，泌尿器科や婦人科処置の既往がある60歳以上の高齢者に多い．併用療法を原則としてアンピシリンとゲンタマイシンを投与する．

(4) ブドウ球菌

現在ブドウ球菌の大部分がβラクタマーゼ酸性菌のため，ペニシリンは多くの場合無効である．このため第一選択はセファゾリンとなる．メチシリン耐性ブドウ球菌（代表的菌種はMRSA）においてはバンコマイシンが第一選択となる．

(5) 真菌

真菌性感染性心内膜炎においては，まず外科的治療を考慮することが推奨されている．

(6) 培養陰性の場合またはエンピリック治療

血液培養陰性の場合，または血液培養の結果が判明する前に抗菌薬を開始する場合には原因菌として頻度の高い代表的な菌種をカバーする抗菌薬を2剤以上併用で開始する．

いずれの場合も抗菌薬開始後48〜72時間，さらに1週間を目安に評価する．基本は血液培養の陰性化であるが，判定には発熱，全身倦怠感，食思不振などの自覚症状および身体所見，検査所見，画像所見などから総合的に判断する．内科的治療が有効でない場合には外科的治療を考慮しなければならない．外科的治療の適応はコントロール困難な感染，うっ血性心不全，塞栓症を起こす可能性が高いもしくはその既往のある場合である．感染性心内膜炎の経過中に脳合併症を起こした場合，心臓手術に伴う低血圧やヘパリン投与により脳虚血や脳出血の危険がある．脳合併症早期に手術を行う例ほど院内死亡や脳合併症悪化率が高いとの報告がある一方，早期手術が可能であるとの報告もあり，議論の分かれるところである．現時点では個々の症例において手術適応と手術時期を検討する必要がある．

症例提示

症　例：34歳，男性

主　訴：発熱

現病歴：某年9月11日，歯科医院で右上歯のう歯に対する歯科治療後，翌12日夜から発熱し，一度解熱得られたものの16日に再度39℃台の発熱を認めたため前医を受診．発熱および心雑音を聴取し心臓超音波検査を施行したところ，大動脈弁閉鎖不全症が認められたことから17日当院紹介受診となっ

た．来院時38℃台の発熱が持続しており胸部X線写真では著明な心拡大を認め，経胸壁心臓超音波検査では弁尖の肥厚を伴う高度大動脈弁閉鎖不全症を認め，左室拡張末期径および左室収縮末期径の拡大も認められた．明らかな疣腫は認められなかったものの，感染性心内膜炎を強く疑う所見であったことから同日緊急入院とした．

既往歴 中学，高校の学校健診では心雑音を指摘されていた．

嗜好・生活歴 喫煙：20本/day 20歳から，飲酒：ビール500 mL/day，職業：飲食業．

アレルギー歴 なし

入院時現症 身長169 cm，体重61 kg．体温38.6℃．呼吸数16/min．脈拍100/min，整．血圧82/64 mmHg．SpO$_2$（自発呼吸，室内気）98%．眼瞼結膜貧血なし．眼球結膜黄染なし．口腔内は湿潤．表在リンパ節触知せず．皮疹なし．Janeway結節およびOsler結節なし．胸部：呼吸音は異常音聴取せず，胸骨左縁第3肋間を最強点とする拡張期逆流性雑音を聴取（Levine分類V/VI）．腹部：平坦・軟で圧痛なし，腸蠕動音に異常なし．神経学的に異常所見なし．下腿浮腫なし．

主要な検査所見

血液所見：白血球6,900/μL，赤血球436×10^4/μL，Hb 13.8 g/dL，Ht 40.6%，血小板13.0×10^4/μL．血液生化学所見：AST 18 IU/L，ALT 14 IU/L，LDH 237 IU/L，γ-GTP 13 IU/L，CPK 59 IU/L，直接ビリルビン1.19 mg/dL，T-Cho 126 mg/dL，LDL-Cho 51 mg/dL，HDL-Cho 54 mg/dL，TG 58 mg/dL，Na 136 mg/dL，K 4.1 mg/dL，Cl 100 mg/dL，UA 5.3 mg/dL，尿素窒素10.0 mg/dL，Cre 0.83 mg/dL，TP 6.8 mg/dL，Alb 4.0 mg/dL．BNP 130.8 ng/mL，随時血糖157 mg/dL，HbA1c 5.4%（NGSP）．免疫学的所見：CRP 4.85 mg/dL，PT-INR 1.2，APTT 33.5秒．D-ダイマー2.0 μg/mL，血液培養検査：A群連鎖球菌（ペニシリンG感受性）．

胸部X線写真：心胸郭比59.0%，肺野にうっ血および浸潤影は認めない．両側肋骨横隔膜角は鋭．心電図：心拍数100/min，洞調律，左脚前枝ブロック，V4〜6誘導でスラーを伴うST上昇を認める．経胸壁心臓超音波検査（図1）：中隔壁厚10 mm，後壁厚12 mm，上行大動脈径41 mm，左房径33 mm，左室拡張末期径65 mm，左室収縮末期径40 mm，左室駆出率69%，壁運動異常なし，高度大動脈弁閉鎖不全症（PHT 444 msec），下大静脈径17 mm，呼吸性変動あり．経食道超音波検査：大動脈弁無冠尖は逸脱，左冠尖および右冠尖の肥厚を認める，僧帽弁前尖の肥厚および腱索に可動性のある小腫瘤を認める（疣腫疑い）．胸腹部造影CT：全身性の塞栓所見は認めない．頭部MRI：頭蓋内塞栓，感染性脳動脈瘤は認めない．

入院後経過 経食道心臓超音波検査（図1）で大動脈弁無冠尖の逸脱および，左冠尖と右冠尖の肥厚と僧帽弁前尖に付着する腱索に可動性を伴う疣腫を疑う所見が

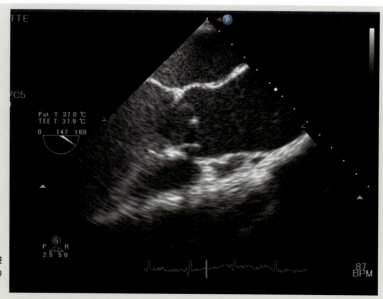

図1 経食道心臓超音波検査（大動脈弁無冠尖の逸脱と付着する疣腫）

認められた．大動脈弁閉鎖不全症については，左室拡張末期径および収縮期径は著明に拡大しており，心不全徴候は軽微であり代償されていることから，高度大動脈弁閉鎖不全症は急性ではなく慢性のものであることが考えられた．血液培養所見，心臓超音波所見からDuke臨床的診断基準の大基準2つ，小基準2つを満たしており，感染性心内膜炎と診断した．経過から歯科治療後の口腔内細菌が血行性に波及し，既存の大動脈弁閉鎖不全症に感染性心内膜炎を合併したものと考えられた．入院当初は起因菌不明であったためアンピシリン・スルバクタム18g/dayおよびゲンタマイシン120mg/day投与開始し，血液培養検査でペニシリン感受性A群連鎖球菌が検出されたため，アンピシリン12g/dayおよびゲンタマイシン120mg/dayに変更し，アンピシリンは4週間，ゲンタマイシンは2週間投与を継続した．頭部MRIでは塞栓症，感染性脳動脈瘤の合併はなく，眼科ではRoth斑はなく，胸腹部造影CTでも塞栓症は認められなかった．感染性心内膜炎および高度大動脈弁閉鎖不全症，僧帽弁前尖腱索の疣腫に対して外科的治療が必要と判断し，心臓血管外科に紹介し，第30病日に転院とした．

考　察　大動脈弁閉鎖不全症は感染性心内膜炎ハイリスク群であり，1,000人に対して0.4人とされている．本症例は小児期より大動脈弁無冠尖逸脱を伴う大動脈弁閉鎖不全症を呈していたものと考えられ，歯科治療の前に予防的抗菌薬が必須であったものと考えられた．本症例は心臓血管外科にて大動脈弁置換術を施行されており，今後は歯科治療の際の予防的抗菌薬投与のみならず，日常的に口腔内洗浄，定期的な歯科受診などの口腔内ケアの徹底が再発予防のためにも重要と考えられた．また本症例では心不全は認められるも軽度であり，全身性の塞栓症状，持続感染などの緊急手術を要する所見は認められなかったことから待機的に外科的治療への方針を定めた．

[文 献]
1) Durack DT, Lukes AS, Bright DK：New criteria for diagnosis of infective endocarditis：utilization of specific echocardiographic findings. Duke Endocarditis Service. Am J Med 96：200-209, 1994
2) Habib G, Hoen B, Tomos P et al；ESC Committee for Practice Guidelines：Guidelines on the prevention, diagnosis, and treatment of infective endocarditis (new version 2009)：the Task Force on the Prevention, Diagnosis, and Treatment of Infective Endocarditis of the European Society of Cardiology (ESC). Endorsed by the European Society of Clinical Microbiology and Infectious Diseases (ESCMID) and the International Society of Chemotherapy (ISC) for Infection and Cancer. Eur Heart J 30：2369-2413, 2009
3) Murdoch DR, Corey GR, Hoen B et al；International Collaboration on Endocarditis-Prospective Cohort Study (ICE-PCS) Investigators：Clinical presentation, etiology, and outcome of infective endocarditis in the 21st century：the International Collaboration on Endocarditis-Prospective Cohort Study.
4) Hoen B, Duval X：Clinical practice. Infective endocarditis. N Engl J Med：368：1425-1433, 2013
5) Thuny F, Grisoli D, Collart F et al：Management on infective endocarditis：challenges and perspectives. Lancet 379：965-975, 2012
6) Kang DH, Kim YJ, Kim SH et al：Early surgery versus conventional treatment for infective endocarditis. N Engl J Med 366：2466-2473, 2012

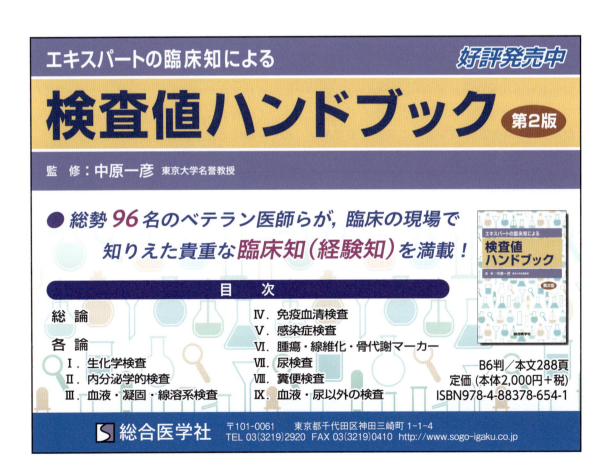

特集 ER, ICU のための循環器疾患の見方, 考え方
―エキスパートの診断テクニック―

IV. 浮腫

●総論 浮腫

日本医科大学武蔵小杉病院 循環器内科・集中治療室　佐藤直樹（さとうなおき）

Key words 全身性浮腫, 局所性浮腫, ナトリウム貯留, 水貯留, スターリングの式

point

- ▶ 全身性か局所性かを判断する．
- ▶ 圧痕性か非圧痕性かを判断する．
- ▶ 浮腫の原因疾患と病態を考慮し治療を行う．

はじめに

浮腫は，内科領域で経験することが多い主訴であり身体所見である．その背景には，心不全・腎不全などの重篤な疾患も関わることがあり，その原因を確定することが重要である．**全身性**か**局所性**かをまず判断し，さらに圧痕性かそうでないかを含めて鑑別診断を行う．その背景にある疾患・病態も加味したうえで治療にあたることが重要である．

浮腫の病態

毛細血管と間質との体液移動は，**Starlingの式**，すなわち，毛細血管内と間質の**静水圧**と**膠質浸透圧**によって規定される．この式によれば，毛細血管内から間質への体液移動は，毛細血管内と間質の静水圧差と膠質浸透圧差によって規定されることから，毛細血管内の静水圧が間質の静水圧よりも上昇するほど，また，膠質浸透圧の差が小さくなるほど，間質への体液移動が増加し，浮腫が生じ悪化する．また，炎症などによる毛細血管の透過性変化によっても浮腫は生じる．さらに，体液のドレナージ役であるリンパ管の機能低下による**ドレナージ障害**でも浮腫は生じる．これらの因子は，病態によって単独ではなく，複雑に関わり合い浮腫が発症する．

浮腫の鑑別

浮腫を評価する場合，まず全身性か局所性かを判断する．全身性浮腫について，**表1**に

表1 全身性浮腫の病態による分類

毛細血管内静水圧上昇	
ナトリウム貯留による体液増加	
心不全・肺性心	
腎疾患・ネフローゼ症候群	
薬剤	非ステロイド抗炎症薬・ステロイド・性ホルモン
	チアゾリジンジオン・インスリン・血管拡張薬
塩分過剰摂取	
妊娠・生理前	
水貯留による体液増加	
心不全	
腎疾患	
肝疾患	
肝硬変・肝静脈閉塞	
静脈閉塞	静脈血栓・狭窄
慢性静脈不全	血栓症候群後・静脈機能不全
動脈性血管拡張	
薬剤	血管拡張薬・ヒドララジン・ミノキシジル
	ヂアゾキサイド・メチルドーパ
	カルシウムチャネル拮抗薬・α_1遮断薬
血管内膠質浸透圧低下	
低アルブミン血症	
蛋白漏出	ネフローゼ症候群・蛋白漏出胃腸症
アルブミン合成低下	肝疾患
蛋白摂取不足	低栄養
リンパ管閉塞・間質膠質浸透圧上昇	
リンパ節郭清	
悪性新生物によるリンパ節腫脹	
甲状腺機能低下	
悪性腹水	
毛細血管透過性亢進	
熱傷・外傷・炎症・敗血症	
アレルギー反応・血管性浮腫	
急性呼吸窮迫症候群	
糖尿病	
悪性腹水	
他の薬剤性	
抗痙攣薬	ガバペンチン・プレガバリン
抗癌薬	ドセタキセル・シスプラチン・IL2
抗パーキンソン薬	プラミペキソール・ロピニロール

（文献1, 2を参照して作成）

病態に応じた分類と疾患との対比を示した[1,2]．ここで注意を要するのは，全身性というものの早期には局所性であり，また，重力の関係で患者の体位によってもその強弱がある点である．したがって，患者にいつからの浮腫であるか，日常生活における活動性なども含めて，必要な局所の浮腫を評価する．顔面，眼瞼，手指，陰嚢，仙骨部，下腿，足首，足背が主な評価部位である．浮腫の程度は，指で5～10秒強く圧迫し評価するが，**圧痕が40秒以上残る場合（圧痕性）と残らない場合（非圧痕性）**に分類される．これらは，圧痕の戻る速度から，前者はslow edema，後者はfast edemaともいわれる．

圧痕性は，低アルブミン血症がないかぎり心不全，腎不全，下肢の静脈圧が上昇する病態により生じる．また，毛細血管透過性亢進による浮腫も圧痕性である．これらに対して，非圧痕性すなわち fast edema（40秒以内に圧痕が消失）の代表的病態は，低アルブミン血症である[1]．非圧痕性浮腫には，間質膠質浸透圧上昇を伴う甲状腺機能低下症による場合，あるいはリンパ管閉塞による浮腫として悪性腫瘍，感染症などによるものがある．局所性の場合，局所の血管性，リンパ管性，炎症性，感染性を考える．

主な全身性浮腫

1. 心性浮腫

うっ血性心不全により静脈圧上昇は毛細管内静水圧上昇をきたし，リンパ管によりドレナージが対応できない状態となると浮腫を生じる．心不全の体液貯留には，レニン・アンジオテンシン・アルドステロン系亢進を主とした機序で起こるナトリウム貯留と，バソプレッシン系亢進による水貯留の2つが主な病態が背景にある．心不全を診断するためには，心不全のうっ血所見とB型ナトリウム利尿ペプチド（brain natriuretic peptide：BNPあるいは，N末端 proBNP）および心臓超音波検査を参考に診断を確定する．

2. 腎性浮腫

糸球体濾過量低下による尿量低下あるいはナトリウム貯留による全身性浮腫で，圧痕性浮腫をきたす場合と，ネフローゼ症候群に伴う低アルブミン血症を伴う非圧痕性の場合がある．腎機能障害は，糖尿病性腎症，慢性糸球体腎炎，腎硬化症，嚢胞腎によることが多い．ネフローゼ症候群は，蛋白尿：3.5g/day以上の持続，あるいは，随時尿において尿蛋白/尿クレアチニン比が3.5g/gCr以上の場合と，低アルブミン血症：血清アルブミン値3.0g/dL以下（血清総蛋白量6.0g/dL以下も参考）の2項目を必須条件として診断される[4]．浮腫は重要所見であるが必須条件ではない．したがって，浮腫の鑑別におけるネフローゼ症候群を診断するためには尿蛋白検査が必須となる．

3. 低アルブミン血症による浮腫

上述したネフローゼ症候群とともに蛋白漏出性浮腫の原因として，α-1アンチトリプシンクリアランス上昇による蛋白漏出胃腸症があげられる．一方，アルブミンの合成低下も低アルブミン血症の原因となり主に肝疾患に伴う．また，蛋白摂取不足として低栄養がある．急性疾患でC反応性蛋白（C-reactive protein：CRP）が上昇している場合，肝でのアルブミン産生が低下して低アルブミン血症を呈するので，その際の浮腫を伴う場合は基礎疾患の病態による場合もあるので注意を要する．また，低アルブミン血症でも長期（4ヵ月以上）持続している場合は，間質内の瘢痕化や線維化による圧痕性になるので注意する[3]．

4. 薬剤性浮腫

血管拡張薬による動脈性血管拡張あるいは血管透過性亢進によって浮腫を生じる場合がある．特に，カルシウム拮抗薬，非ステロイド性抗炎症薬，抗けいれん薬，抗癌薬，抗パーキンソン薬によるものもある．さらに，アルドステロン様作用によりナトリウム貯留に伴う浮腫は，甘草含有薬やエストロゲン作用薬によって生じる[2]．いずれにしても，他の原因を除外しながら，薬剤投与時期と浮腫の出現との関連性をしっかりと聴取して判断する．

主な局所性浮腫

■ 1. 顔面浮腫

多くの場合が非圧痕性であることが多い。圧痕性の場合は，全身性浮腫であることがあるために，他の部位の浮腫を改めてしっかりと評価することが大切である。

急激に顔面浮腫が生じる場合，上静脈性の閉塞をまず考慮し，血行動態を評価するとともに，**心タンポナーデ**を鑑別する。次に考慮すべきは，毛細血管透過性亢進あるいは薬剤性による血管性浮腫である。この原因には，**ヒスタミン関連性**と**ブラジキニン関連性**に分類できる。ヒスタミン関連性血管性浮腫は，アレルギー性で，蕁麻疹を伴うことが多く，口腔粘膜や口唇の浮腫を伴う。数分から数時間で浮腫が完成し，通常は1〜1.5日で改善するが，薬剤などによる**アナフィラキシー**も念頭におく。この際，喉頭浮腫は致命的になるために，呼吸状態および胸郭の動き，喉頭および胸部の聴診とともに迅速に判断し呼吸管理を行う。薬剤，飲食物，虫刺されなどの情報をしっかりと聴取する。非ヒスタミン性血管性浮腫は，主にブラジキニン関連性で，**①遺伝性，②後天性，③アンジオテンシン変換酵素（ACE）阻害薬によるもの**，の3つに分類される[5]。このタイプの血管性浮腫は，胃腸性血管性浮腫を伴うことがあり，腹痛の有無も鑑別所見として重要である。

（1）遺伝性血管性浮腫（hereditary angio-edema：HAE）

C1エラスターゼインヒビターに関連する遺伝子の突然変異によって起こるものが多く，3型に分類される。補体C4およびC1インヒビター活性の測定によって鑑別する。治療は，軽度であれば経過観察，そうでない場合は，トラネキサム酸あるいはC1インヒビター製剤を使用する。浮腫の出現は比較的緩徐で数日持続する。

（2）後天性血管性浮腫

まれであり，症候としてはHAEと同様である。40歳代で診断されることが多く，一部，リンパ増殖性疾患に関連することがある。

（3）ACE阻害薬性血管性浮腫

掻痒を伴わない紅斑と顔面のみならず，上部気道消化管に及ぶこともある。通常は，2日程度で自然消退する。ACE阻害薬内服により0.1〜1.6％に起こる。40歳代，女性に多いといわれている。ACE阻害薬以外に薬剤性として，非炎症性抗炎症薬，抗菌薬，アンジオテンシンⅡ受容体拮抗薬でも同様な血管性浮腫が生じることがある。

■ 2. 下腿浮腫

主に血管性が多く，静脈血栓症，血栓性静脈炎，静脈瘤あるいはそれに伴ううっ滞性皮膚炎によることが多い。炎症性では蜂窩織炎があり，敗血症をひき起こすことがあり，十分に注意して診断を行う。また，リンパ管性も癌転移を念頭におきつつ，術後性，放射線治療後，あるいはフィラリアによるのがあり，既往や問診を含めて鑑別する。全身性浮腫の原因となる心不全，腎不全でも下腿浮腫が主に認められることもあり，全身性浮腫をきたす疾患も念頭におきながら鑑別することを忘れてはならない。

手背・足背の圧痕性浮腫を呈する対称性滑膜炎（remitting seronegative symmetrical synovitis with pitting edema：**RS3PE症候群**）も局所性浮腫では鑑別に挙げられる[6]。明らかな原因は不明であるが，遺伝性，ウイルス性，血管内皮成長因子（anti-vascular endothelial growth factor：VEGF）との関連性が考えられている。60歳以上の高齢者で，男性が多く，両側手背あるいは足背に圧痕性浮腫を伴い，発赤や熱感は伴わず，リウマト

イド因子陰性，X線写真でも関節破壊像は認めない．治療は副腎皮質ステロイドで著効するが，背景に消化器系，造血系，あるいは前立腺などの癌を合併することがあるので投与前に除外をする必要がある[6]．

おわりに

以上を踏まえて，浮腫の鑑別フローチャートを作成した（図1）．これを参考に，循環

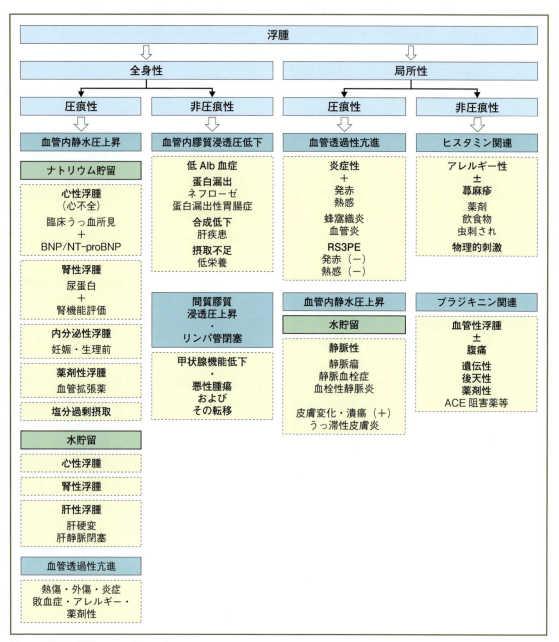

図1 浮腫の鑑別フローチャート
BNP：B型ナトリウム利尿ペプチド，NT-proBNP：N末端proBNP，Alb：アルブミン，RS3PE：remitting seronegative symmetrical sinovitis with pitting edema
（文献1，2，5，6を参照して作成）

器関連疾患による浮腫の診断は，それ以外の浮腫の原因に対するアプローチをしっかりと行ったうえで下していただきたい．これらの鑑別ができてはじめて，循環器関連による浮腫の的確な治療を行うことができる．本稿に述べた浮腫の鑑別を念頭におきながら，各論にあげた心臓血管系疾患の診断アプローチを理解することが重要である．

［文　献］

1) Sterns RH：Clinical manifestations and diagnosis of edema in adults. UpToDate
https://www.uptodate.com/contents/clinical-manifestations-and-diagnosis-of-edema-in-adults?search=edema&source=search_result&selectedTitle=1-150
2) 下澤達雄：浮腫．臨床検査のガイドライン JSLM2012．pp83-87, 2012
http://jslm.info/GL2012/16.pdf
3) Henry JA, Altmann P：Assessment of hypoproteinaemic oedema：a simple physical sign. Br Med J 1：890-891, 1978
4) ネフローゼ症候群診療指針 2012．p5, 2012
https://cdn.jsn.or.jp/jsn_new/iryou/free/kousei/pdf/guideline_nep2012.pdf
5) Bernstein JA, Cremonesi P, Hoffmann TK et al：Angioedema in the emergency department：a practical guide to differential diagnosis and management. Int J Emerg Med 10：15. doi：10.1186/s12245-017-0141-z. Epub, 2017
6) Karmacharya P, Donato AA, Aryal MR et al：RS3PE revisited：a systematic review and meta-analysis of 331 cases. Clin Exp Rheumatol 34：404-415, 2016

特集 ER，ICUのための循環器疾患の見方，考え方
―エキスパートの診断テクニック―

IV. 浮 腫

●各論　急性心不全による体液貯留

日本医科大学武蔵小杉病院 循環器内科　高木宏治

Key words　clinical congestion, hemodynamic congestion, BNP, NT-proBNP, 心臓超音波検査，肺エコー検査，肺動脈カテーテル検査，生体インピーダンス法

point

▶ 心不全の病態の主なものは，うっ血と体液貯留であり，急性増悪による入院の主因となっている．

▶ 心不全においては，正確な体液評価は，その後の適切な治療に直結するため，非常に重要なものである．

はじめに

　急性心不全における体液貯留は，うっ血増悪のために入院する2，3週間前から始まっている．体液貯留は clinical congestion と hemodynamic congestion に大別され，入院患者の多くは息切れや浮腫，湿性ラ音などを主徴とする左室拡張期圧の上昇を示す臨床的うっ血を clinical congestion といい，clinical congestion は初期治療により大部分が改善されるが，体液量評価という意味ではその後の，左室拡張末期圧は上昇しているが，臨床症状や徴候を伴わない血行動態的うっ血（hemodynamic congestion）の評価が重要になる．どの程度，体液量が過剰であるかの定量化は実際には難しく，従来は定性的にうっ血の重症度を評価し，そこから体液量を推定してきた．

症　状

　うっ血症状は，左心・右心に分けて考えると理解しやすい．

（1）左心不全症状

　左心の機能が低下しているために左室に血液を送り込もうとする肺にうっ血が生じる．

　肺うっ血症状：呼吸困難，発作性夜間呼吸困難，起坐呼吸，夜間咳嗽・喘鳴，動悸など．

（2）右心不全症状

　右心機能が低下すると静脈からの血液がうっ滞するために以下の症状が起こる．

　末梢浮腫，頸静脈怒張，腹部膨満感，肝腫大，食欲低下など．

身体所見，検査

上述した症状と以下に述べる身体所見に加えてB型ナトリウム利尿ペプチド（BNPあるいはN末端BNP）を利用して評価する．それとともに，うっ血，体液貯留の重症度評価を，胸部X線写真，血算・生化学検査，肺・心臓超音波検査などを参考に行う．

1．身体所見
（1）頸静脈怒張

内頸静脈の拍動を45度坐位で確認する．正常の内頸静脈は体位により変動し，呼吸性変動があり，また収縮期に陥凹するといった特徴がある．ペンライトをあて，その影の動きを見ることで右房の状態を，また左心不全では左房圧の上昇を見ることができる．腹部の圧迫により頸静脈怒張を認めるのが肝頸静脈逆流で，hemodynamic congestion の所見として評価される．しかし，頸静脈の観察には経験を積んで体得する必要があり，必ずしも簡便ではなく，評価が難しい場合は，頸静脈にエコーを圧迫で虚脱しないように優しくあてながら評価するとわかりやすい．

（2）Ⅲ音

Ⅲ音はⅡ音の後に心尖部で聴取される低調な心音で，左側臥位の状態で心尖部分にベル型聴診器を当てることでより聴取しやすい．Ⅲ音の成因としては，拡張早期に心室に流入した血液が充満する際に発する過剰心音で，心室壁の柔軟性に関与し，左室拡張終期圧と関連するといわれている．後述する心エコーでの左室流入血流速波形におけるE波がⅢ音に相当する．

（3）浮腫

急性心不全の体液貯留の指標として浮腫は組織間質への漏出の表れであり，最もわかりやすい所見である．浮腫は重力の関係で下にしていたところに生じるため，下腿に表れやすく，前脛骨部浮腫が多いが，寝たきりであれば，前脛骨部にはきたしにくく，背部や腰周り仙骨部に認め，同部位の触診も必要である．重症度は前脛骨部を指で押し，表面にできるくぼみの程度で評価する．また，このくぼみが40秒以内に消失するものを fast pitting edema，40秒を超えて残存するものを slow pitting edema という．低アルブミンによる浮腫は fast pitting edema，心不全による浮腫は slow pitting edema のことが多い．慢性心不全の増悪しているときには顔も含めた全身浮腫がみられることがある．

2．検 査
（1）胸部X線，CT検査

急性心不全の肺うっ血像所見を評価することは重要である．肺うっ血を示唆する胸部X線所見は心拡大，肺静脈うっ血，間質性浮腫，肺胞性浮腫，胸水貯留が挙げられる．心拡大や左右肺動脈の拡張の有無を評価する．肺毛細血管圧の上昇のため，血管内から間質に水が漏れる間質性うっ血を示唆する所見としては，上肺野の方が下肺野より血管陰影が増強する像や肺門陰影不明瞭化，気管支血管束周囲の辺縁不明瞭化，小葉間隔壁に漏出する Kerley A line，胸膜下間質に漏出する Kerley B line などがある．さらに左房圧が上昇し，肺動脈楔入圧が25 mmHg 程度に上昇すると肺胞性肺うっ血となり，肺門部から放射状に末梢へと拡がる肺血管陰影の増強と肺野透過性低下，butterfly shadow，一見，肺腫瘤を思わせる，一過性腫瘤状陰影（vanishing tumor）を呈する．胸水の出現時には肋骨横隔膜角の鈍化を認める．また，肺炎など肺疾患の併存を疑う場合は胸部CT検査による鑑別が有用である．急性心不全の診断において胸部X線写真は撮影するが，CT検査はしない場合が多く，典型的なCT所見に慣れていないことが多い．肺胞性肺水腫に至る

と，すりガラス影，浸潤影が出現し，気管支血管束の肥厚，小葉間隔壁の肥厚の存在により肺うっ血の有無を判断することができ，診断に非常に有用である（図1）．

(2) BNP，NT-proBNP

BNP，NT-proBNPは循環血漿量の増加によって心筋に対して伸展刺激が加わると，心室筋から分泌される．心不全の病態でBNP濃度は上昇し，心不全の存在診断，急性呼吸困難症例の鑑別，無症候性慢性心不全の存在診断，うっ血の重症度診断の指標として優れたバイオマーカーである．心不全診断の基準として，BNP 100 pg/mL以上，NT-proBNP 400 pg/mL以上が提唱されている．

(3) 肝機能障害

臓器うっ血の評価として，肝腫大の触知も重要である．また，血液学的所見としての胆道系（γ-GTP，ALP，ビリルビン）の肝酵素の上昇が鋭敏に肝うっ血を反映するといわれている[1]．低心拍出を伴い，また，病態の進行のため，肝血流障害を認める場合には，トランスアミナーゼの上昇を認める（図2）[2]．

(4) 心臓超音波検査

うっ血，体液貯留の評価として，心臓超音波検査は大きな役割を果たす．また，三尖弁逆流血流速波形を用いた肺動脈収縮期圧の推

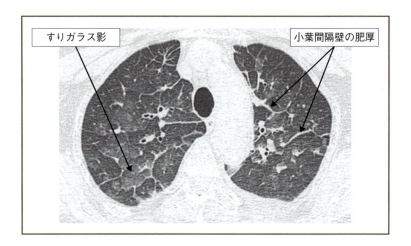

図1　胸部CT検査

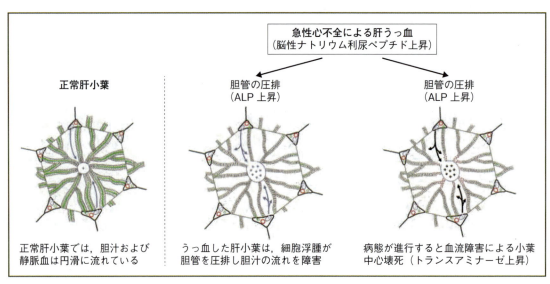

図2　急性心不全における肝うっ血による組織変化

（文献2より引用）

定や下大静脈（inferior vena cava：IVC）径と呼吸性変動を用いた右房圧の推定なども血管内容積の評価の参考になる．下大静脈の径は，仰臥位で肋骨弓下からのアプローチで，右房との接合部から2.0cmで測定する．吸気時には胸腔内圧が陰圧のため，右室への静脈灌流が増加し，下大静脈の径は減少する．下大静脈の径および吸気中の径の減少率は右房圧と相関する．呼吸性変動の評価では，通常の呼吸ではっきりしないことが多く，鼻すすり呼吸で評価する．呼吸性変動の有無，拡張，もしくは虚脱といった評価は即座にでき，見た目にもわかりやすい指標である．しかし，三尖弁閉鎖不全症が重度である患者，若いアスリート患者，人工呼吸管理下などでは右房圧が正常でもIVC径が拡大することがあるため，IVC測定だけでは体液量評価は不十分である．そこで，左房充満圧，つまりは左室の前負荷の評価には左室流入血流速波形が有用である．また，組織ドプラ法による拡張早期僧帽弁運動速度を用いて，左室駆出率の保たれている心不全の場合は，E/e'などを参考に左房圧を推定し，駆出率の低下した心不全例ではE/A，DecTなどを参考に推定する．

これらの指標は左室拡張能の指標として使われているが，左室拡張能に変化がなくとも前負荷が減少するとE波は減高し，E/A，E/e'は低下する．E/Aは年齢によって変化するため，基礎疾患によるが，50から60歳以上の患者であれば，E/Aが1を超えるケースは左房圧の上昇が考えられる．安定期にE波の測定がされていれば，安定期との比較で現在の血行動態がわかる．臨床上はうっ血所見がなくとも，E波の推移を観察することはhemodynamic congestionの評価に有用であるといえる．逆に，治療経過で尿量が少ないといった理由でさらなる利尿薬を追加投与すべきか悩むケースがある．その際に，E/Aを測定して，E/Aが1未満の患者には利尿薬追加で得られる効果は少ないといえる．

（5）肺エコー検査

肺エコーで両側B lineが認められるという所見は肺うっ血を示唆する所見として重要である．B lineとは水成分により肥厚した小葉間隔壁からの反射をみているとされており，重力の影響を受けやすく背側，下肺野での所見が得られやすい．肺エコーは呼吸困難患者を心臓由来なのか非心臓由来なのかを評価するのに有用である．肺エコー，心エコー，下大静脈径評価を組合わせることで急性心不全と慢性閉塞性肺疾患（COPD）を感度94.3％，特異度91.9％，正確度93.3％で診断できたとする報告がある[3]．

（6）肺動脈カテーテル検査

肺動脈カテーテル検査は総死亡の減少や入院期間の短縮をもたらさないとのメタ解析に基づき，急性心不全管理でのルーチン使用は否定された[4]．しかし，肺水腫が心原性か非心原性かが不確かな場合など，病態が明らかでない症例や心原性ショック，肺水腫などの重症例では肺動脈カテーテル検査による評価を考慮する．やはり，末梢循環不全を正確に評価できる診断デバイスとして今なおgold standardであり，また，hemodynamic congestionの評価には肺動脈カテーテル検査が最も正確に評価できる．最近の疫学研究の解析によると病態把握に困ったときに評価により予後改善につながることが改めて示唆されている[5]．特に留置型肺動脈カテーテルについては出血や感染のリスクから，初期段階から抜去後の体制作りが必要である．心エコーをはじめとする非侵襲的検査との互換性をつかみ早期抜去を目指す．代表的な例としては，肺動脈楔入圧とE/e'，収縮期肺動脈圧とTRΔPG，右房圧とIVC，心拍出量とVTI（左室流出路血流速時間速度積分値）など，肺動脈カテーテル所見と心エコー所見を連関させ，抜去後も心エコー所見から，より具体的に血行動態評価をできるようにすることが重

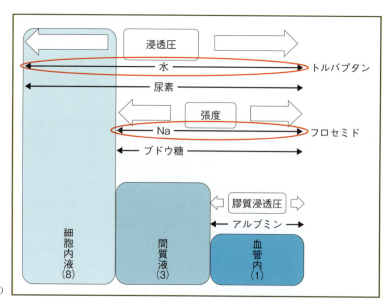

図3 体液区分 (文献6より引用)

要である.

(7) 生体インピーダンス法

従来の検査方法はうっ血の評価法が主体であり，それをもとに体液過剰の程度を推定してきた．生体インピーダンス法（bioelectrical impedance analysis：BIA法）は体液貯留に関して，直接的な客観的評価を可能としたデバイスである．近年，注目されているのが，BIA法を用いた体成分分析装置 InBody（インボディ・ジャパン社）や身体組成分析装置 MLT-550N（SKメディカル電子株式会社）などが使用されている．非侵襲的に体成分（体水分量，細胞内水分量，細胞外水分量）を測定できる．うっ血は生体内での体液分布から血管内うっ血と血管外体液貯留に大別され，血管内うっ血にはNa利尿薬が，血管外体液貯留には水利尿薬が有効な治療手段と考えられ，経時的に各体液区分における水分量を測定することにより，利尿薬の内容を検討することも可能である（**図3**）[6]．

[文 献]

1) van Deursen VM, Damman K, Hillege HL et al：Abnormal liver function in relation to hemodynamic profile in heart failure patients. J Card Fail 16：84-90, 2010
2) Nikolaou M, Parissis J, Yilmaz MB et al：Liver function abnormalities, clinical profile, and outcome in acute decompensated heart failure. Eur Heart J 34：742-749, 2013
3) Kajimoto K, Madeen K, Nakayama T et al：Rapid evaluation by lung-cardiac-inferior vena cava (LCI) integrated ultrasound for differentiating heart failure from pulmonary disease as the cause of acute dyspnea in the emergency setting. Cardiovasc Ultrasound 10：49, 2012
4) Shah MR, Hasselblad V, Stevenson LW et al：Impact of the pulmonary artery catheter in critically ill patients：meta-analysis of randomized clinical trials. JAMA 294：1664-1670, 2005
5) Sotomi Y, Sato Y, Kajimoto K et al；investigators of the Acute Decompensated Heart Failure Syndromes (ATTEND) Resistry：Impact of pulmonary artery catheter on outcome in patients with acute heart failure syndromes with hypotension or receiving inotropes：from the ATTEND Registry. Int J Cardiol 72：165-172, 2014
6) 石原嗣郎：最新の知識で答える水電解質106の疑問；水利尿薬はどのように使用したらよいですか？ 腎と透析 74：764-767, 2013

特集 ER, ICU のための循環器疾患の見方, 考え方
―エキスパートの診断テクニック―

IV. 浮腫

●各論 急性右心不全（慢性の急性増悪も含む）

日本医科大学武蔵小杉病院 循環器内科　中摩健二（なかま けんじ）

Key words　Right ventricular failure

point

- ▶ 急性右心不全は，多様な疾患によって引き起こされ，原因疾患の検索は重要である．
- ▶ 肺高血圧症は息切れや右心負荷所見より疑い，心エコーからはじまる診断アルゴリズムに沿って診療を行う．
- ▶ 右室梗塞は下壁梗塞の半数に合併するため，下壁梗塞を診た際は右側胸部誘導をとり，右室梗塞の有無を評価する必要がある．

はじめに

　急性右心不全とは，右室に急激な経過で多様な疾患による負荷がかかり，体静脈圧の上昇と低心拍出状態に陥った状態といえる．病態としては右室後負荷の増大（肺高血圧症，急性肺塞栓症），右室収縮障害（右室梗塞），右室拡張障害（心タンポナーデなど），右室容量負荷増大（急性三尖弁逆流など）がある．急性肺塞栓症，心タンポナーデは別稿にて，すでに述べられており割愛し，本稿では，右室の解剖学的特徴，右心不全の病態生理，非代償性の肺高血圧症（肺動脈性肺高血圧症 pulmonary hypertension：PAH，慢性血栓塞栓性肺高血圧症 chronic thromboembolic pulmonary hypertension：CTEPH），右室梗塞の診断を概説する．

右室の解剖学的特徴

　右室壁は 3〜5 mm と薄く，断面は三日月形で形状は三角錐状の複雑な形態をしている．右室は拡張期コンプライアンスが高いため，容量負荷や，緩徐な経過の後負荷の上昇に対しては右室拡大・肥大にて代償するが，急激な圧負荷には耐えることができない．また，右室は左室と同じ心膜内で心室中隔を介して接し，相互に影響を及ぼし合う環境にあり，心室間相互作用（ventricular interdependence）といわれている．右室の拡大や

後負荷の増大は心室中隔を偏移させ，心外膜による左室の圧迫をきたす．これら両方の変化は左室形態を変え，前負荷や収縮性を低下させる．

右心不全の病態生理（図1）

右心不全は，さまざまな原因で心筋障害が起き，右室機能不全から右室の心拍出低下が，結果的に左室の心拍出低下につながり，循環不全や心筋虚血などの病態をひき起こす[1]．

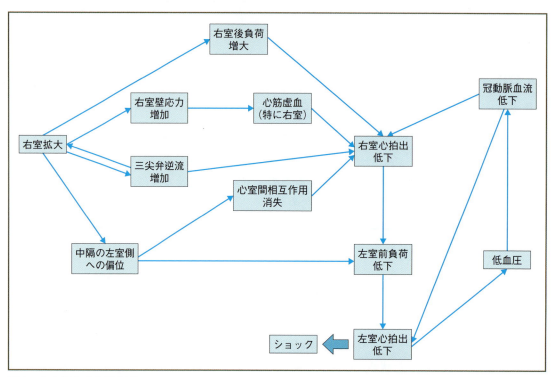

図1 右心不全の病態生理 （文献1を参照して作成）

肺高血圧症と右心不全

肺高血圧症の臨床分類（表1）では，第1群PAHから第5群の複合要因による肺高血圧症まで分類されている[2]．近年，治療の進歩により第1群PAHは特異的肺血管拡張薬，第4群CTEPHは肺動脈血栓内膜摘除術，バルーン肺動脈形成術，特異的肺血管拡張薬と効果的な治療法が定まってきているが，両疾患とも重症度が高い場合の自然歴は5年生存率50％以下であり[3,4]，そのほとんどが右心不全死であった．肺高血圧症における右心不全は，病気の診断時やその治療経過にて多くの場合遭遇し，死亡原因の主因となっている．

表1 肺高血圧症の臨床分類

1群. 肺動脈性肺高血圧	2群. 左心疾患による肺高血症
1.1 特発性 1.2 遺伝性 　1.2.1 BMPR2遺伝子変異 　1.2.2 その他の遺伝子変異 1.3 薬物および毒物誘発性 1.4 各種疾患に伴うもの 　1.4.1 結合組織病 　1.4.2 HIV感染 　1.4.3 門脈圧亢進 　1.4.4 先天性心疾患 　1.4.5 住血吸虫症	2.1 左室収縮不全 2.2 左室拡張不全 2.3 弁膜疾患 2.4 先天性/後天性の左室流入路/流出路閉塞および先天性心筋症 2.5 先天性/後天性肺静脈狭窄症
	3群. 肺疾患および/または低酸素血症による肺高血圧症
	3.1 慢性閉塞性肺疾患 3.2 間質性肺疾患 3.3 拘束性と閉塞性の混合障害を伴う他の肺疾患 3.4 睡眠呼吸障害 3.5 肺胞低換気症候群 3.6 高所慢性曝露 3.7 発育障害
1'群. 肺静脈閉塞疾患および/または肺毛細血管腫症	**4群. 慢性血栓塞栓性肺高血圧およびその他の肺動脈閉塞**
1'.1 特発性 1'.2 遺伝性 　1'.2.1 EIF2AK4遺伝子変異 　1'.2.2 その他の遺伝子変異 1'.3 薬物, 毒物および放射線誘発性 1'.4 各種疾患に伴うもの 　1'.4.1 結合組織病 　1'.4.2 HIV感染	4.1 慢性血栓塞栓性肺高血圧 4.2 その他の肺動脈閉塞 　4.2.1 血管肉腫 　4.2.2 その他の血管内腫瘍 　4.2.3 動脈炎 　4.2.4 先天性肺動脈狭窄症 　4.2.5 寄生虫（包虫症）
	5群. 原因不明の複合的要因による肺高血圧
	5.1 血液疾患（慢性溶血性貧血, 骨髄増殖性疾患, 脾摘出） 5.2 全身性疾患（サルコイドーシス, 肺ランゲルハンス細胞組織球症, リンパ脈管筋腫症） 5.3 代謝性疾患（糖原病, ゴーシェ病, 甲状腺疾患） 5.4 その他（腫瘍塞栓, 線維性縦隔炎, 慢性腎不全, 区域肺高血圧）
1"群. 新生児遷延性肺高血圧症	

(文献1を参照して作成)

症状・身体所見

　症状は右心負荷・低酸素血症に伴う息切れ，易疲労，動悸などがある．身体所見は，体静脈圧の上昇から，皮下組織に水分が貯留し，両側性の下腿浮腫が生じる．腸管の浮腫による食欲不振など胃腸障害も呈する．また，肝腫大と腹水を認め，肝被膜の伸展に伴う疼痛を伴うこともある．頸静脈の怒張は右房圧の上昇を反映し，右心不全には必発である．坐位や立位で頸静脈の怒張が観察できれば右房圧は高く，反対に臥位で怒張していなければ右房圧の上昇はないと診断できる．聴診ではⅡ音肺動脈成分（ⅡP）の亢進が特徴的である．また，CTEPHを含む肺動脈狭窄症では肺野の駆出性血管雑音を聴取する．手掌全体で胸骨左縁を軽く圧迫すると持ち上げてくるような右室拍動を観察できる．低心拍出状態のため収縮期血圧の低下と脈圧（収縮期血圧と拡張期血圧の差）の低下を認める．血圧と主要臓器灌流の維持のために皮膚への環流は減少し，これを反映して四肢末梢にはチアノーゼや冷感が出現し，易疲労を自覚する．

1. 心電図

肺高血圧に特徴的な所見として，右軸偏位，肺性P波，V1誘導のR/S比が1以上かつR波の増高（図2a）は高い特異度で右室肥大を認める．右室肥大と右室ストレインを表す前胸部誘導におけるT波の陰転化は軽症例ではV1〜V3にとどまるのに対して，重症例ではV5〜V6にまでみられることがある．また，急性肺塞栓症にて多いとされる，SⅠQⅢTⅢもCTEPHにて認めることが多い．

2. 胸部X線

右心不全・肺高血圧では，胸部X線にて左第2弓の突出（肺動脈主幹部の拡張による），両側肺動脈近位部の拡張，末梢肺動脈の急峻な狭小化がみられる．重症化すると心拡大を認める（図2b）．先天性シャント性疾患に伴う肺高血症は肺動脈の著明な拡張や瘤化を認めることがある（図2c）．

3. 血液検査

右心不全の結果，BNP，NT-proBNPが上昇し，尿酸値が高値を示す．PAHの中には膠原病，肝硬変などに伴って発症するものもあり（表1），自己抗体や，肝炎ウイルス抗原・抗体など基礎疾患のスクリーニングが必要である．CTEPHの場合，D-dimerが上昇していることがある．

4. CT検査

肺動脈全般としてCT検査では，肺血管抵抗の増大に代償する形で中枢側肺動脈の拡張が認められる．肺動脈本幹の径が28 mm以上に拡大している場合，肺動脈主幹部の径が同スライス面での大動脈より拡大している場合は肺高血圧を示唆するとの報告がある[5,6]（図2d）．また，CTEPHにおける造影CT上の肺動脈の変化としては器質化血栓による完全閉塞，部分閉塞によるweb，bandなどがみられるが，末梢病変の観察は不十分である．CTEPH患者の造影CTでの診断率は約50％程度であり，造影CTで血栓を認めないからといって末梢型CTEPHを除外できず，肺換気/血流シンチグラフィ（後述）の追加が必要となることに注意を要する．肺実質の変化として，CTEPHでは肺野の過去の肺梗塞に伴う胸膜直下の索状影や（図2e），モザイク様吸収域を認める場合がある（図2f）．

肺高血圧の診断

1. 心エコー

急性右心不全において経胸壁心エコー検査は非侵襲検査のため，疑った時点で施行するべきである．連続ドプラを用いて三尖弁逆流血流速度波形に最大流速を計測し，簡易Bernoulli式を適応し右室-右房圧格差（TRPG）を算出する（傍胸骨短軸，右室流入路断面，心尖部四腔断面など多断面で評価）．三尖弁逆流速度が2.8〜3.0 m/sec以上すなわちTRPGが31〜36 mmHg以上となった場合に肺高血圧が疑われ（図3a）[7]，加えて，右室拡大の存在は，心尖部四腔断面にて，左室サイズの2/3より右室サイズが大きい場合に疑われ，左室と右室が同等もしくは右室の方が大きく描出される場合は重度の右室拡大と判断する（図3b）[8]．逆にショックバイタルを呈するにもかかわらず右室拡大を認めない場合は右心不全が原因とは考えにくい[9]．右室拡大は傍胸骨短軸像ではいわゆる"D-shape"といわれる心室中隔の左室側への圧排を示す（図3c）．収縮期の心室中隔の左室側への変異は右室の高度の圧負荷を示している[10]．また，右室収縮性の低下の所見として三尖弁輪収縮期移動距離（TAPSE）や，右室パフォーマンス指標（RVMPI）など評価する．その他，心エコーでは心嚢液の存

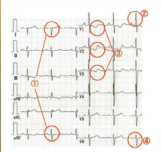

図 2a　特発性 PAH 例の心電図
①右軸偏位，②V1 の R 波増高，③前胸部誘導の strain pattern，④V6 の深い S 波．

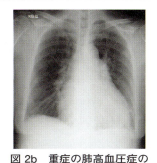

図 2b　重症の肺高血圧症の X 線像
(63 歳，女性，特発性 PAH 例) 左第 2 号の突出と心拡大を認める．

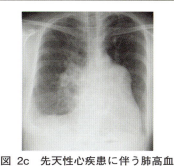

図 2c　先天性心疾患に伴う肺高血圧症の X 線像
(47 歳，女性，PDA 開存閉鎖術後の肺高血圧症)
著明な肺動脈拡張と左第 2 号は肺動脈瘤を認める．

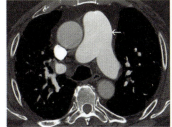

図 2d　肺動脈本幹の拡張
28 mm 以上かつ大動脈より大きい（白矢印）
肺高血圧症の CT 検査（48 歳，女性，CTEPH 例）

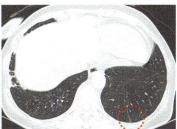

図 2e　胸膜直下の索状影（赤丸）
(63 歳，女性，CTEPH 例)

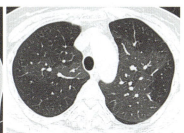

図 2f　高吸収域と低吸収域の混在するモザイクパターン
(63 歳，女性，CTEPH 例)

在，心タンポナーデの除外，心内シャントの検出なども可能である．

2. 右心カテーテル検査・肺動脈造影

　PH の診断確定は右心カテーテル検査で実測した平均肺動脈圧（mean pulmonary artery pressure：mPAP）≧25 mmHg と定義され，1 群 PAH は mPAP≧25 mmHg に加え，さらに肺血管抵抗（pulmonary vascular resistance：PVR）＞3 Wood Units，肺動脈楔入圧（pulmonary artery wedge pressure：PAWP）≦15 mmHg が定義とされる[2]．重症度，治療効果判定にも必要な検査である．肺動脈造影は CTEPH に関しては治療方針の決定に必須であり，基本的には器質化血栓が末梢側か中枢側かによって治療方針が異なる（肺動脈血栓内膜摘除術，バルーン肺動脈形成術，特異的肺血管拡張薬）（**図 3d**）．

診断アルゴリズム（図 4）

　肺高血圧臨床分類を念頭に，図 4 に沿って鑑別診断を行う．右心不全，肺高血圧を疑った場合，まず非侵襲検査として心エコー検査にてスクリーニングを実施する．エコーでは前述の右心負荷所見があれば原因検索として，心電図，X 線，CT，呼吸機能検査，血液ガス分析などを実施し，これまでで左心不全（第 2 群）と肺疾患（第 3 群）による

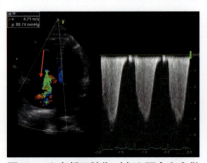
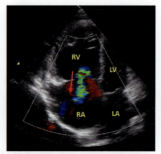
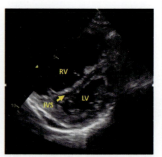

図 3a 心尖部四腔像（右心不全を合併したCTEPH症例）
三尖弁逆流（赤矢印）速度 4.7 m/sec, TRPG 88.7 mmHg と高値を認める.

図 3b 心尖部四腔像（右心不全を発症したPAH症例）
著明な右室（RV）拡大と三尖弁逆流（赤矢印）を認める. RA：右房, LA：左房, LV：左室

図 3c 傍胸骨短軸像（右心不全を発症したPAH症例）
右室（RV）による左室（LV）の圧排 "D-shape" を認める. IVS：心室中隔

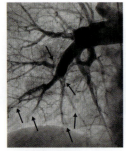
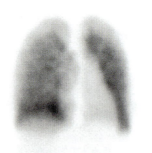
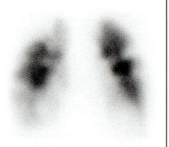

図 3d 肺動脈造影
（63歳, 女性, CTEPH）
web, abrupt narrowing などの混在を認める（黒矢印）.

図 3e 血流シンチグラフィ
（67歳, 女性, 門脈性肺高血圧症（1群））
両肺野に不均一な小粒状陰影欠損（mottled pattern）を認める.

図 3f 血流シンチグラフィ
（63歳, 女性, CTEPH）
両肺野に多発する楔形の陰影欠損を認める.

PH は診断や推測が可能である. 肺疾患と左心不全が否定的である場合は, 残るは第1群の肺動脈性肺高血圧症（PAH）, 第4群の慢性血栓塞栓性肺高血圧症（CTEPH）である可能性が高い. この両者の鑑別は肺換気・血流シンチグラフィで行い, PAH の場合, 正常か小斑状不均一分布（mottled pattern）を認め, CTEPH の場合, 血流シンチグラフィにて多発する楔形血流欠損像を認める（図 3e, f）.

肺高血圧症慢性期の急性増悪による右心不全

肺高血圧患者において感染や妊娠, 外傷, 外科手術, 不整脈, 肺塞栓の合併や薬剤のコンプライアンス不良・退薬などさまざまな理由で右心不全を呈し[11], その他, 急性腎不全, 静注プロスタサイクリンの予期せぬ中断, 消化管出血, 過活動なども病態を悪化させるため, 経過が安定している患者においても, 急性右心不全の発症の可能性を念頭におき診療にあたる.

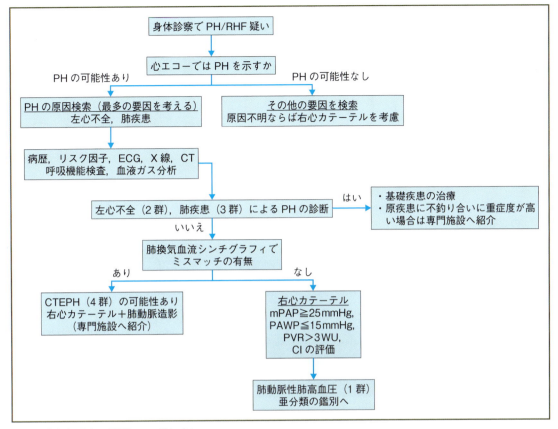

図4 肺高血圧症の診断アルゴリズム
PH：肺高血圧症，RHF：右心不全，CTEPH：慢性血栓塞栓性肺高血圧症，
mPAP：平均肺動脈圧，PAWP：肺動脈楔入圧，PVR：肺血管抵抗，CI：心係数．

右室梗塞と急性右心不全

右室梗塞は下壁梗塞の約半数に合併し[12]，左室梗塞を伴わない純粋な右室梗塞は，全心筋梗塞の3％以内とされており，まれである[13]．右室収縮力低下により左室の前負荷が減少することや，右室拡張に基づく心室中隔の左室側への圧排による左室のコンプライアンスの低下が原因だが[14]，重症度が高いと低心拍出状態を呈し[15]，ショック合併右室梗塞の院内死亡率は23～53％と，報告によりばらつきがあるものの予後不良とされ[16,17]，早期再灌流を成功させることが救命につながる．

症状・身体所見

心筋梗塞による胸痛に加え，右室梗塞に伴う低血圧を認める．ただ肺うっ血はきたさないので起坐呼吸などはないことが多い．ニトロ製剤は血圧低下を助長するので使用しない．

1. X線

右心不全が優位な場合には，肺うっ血像は軽微かまたは認められない．

2. 心電図

右冠動脈近位部の閉塞に伴う右室枝の虚血

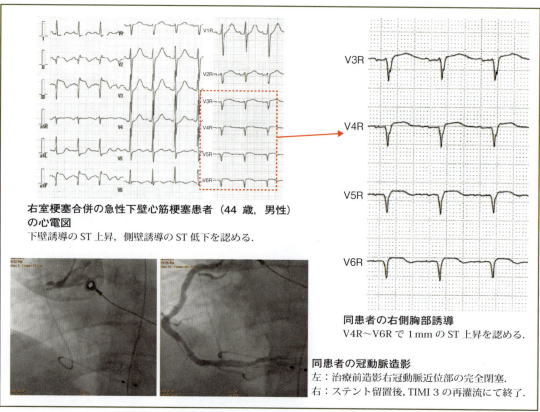

図5 右室梗塞を合併した急性下壁梗塞症例の心電図，冠動脈造影所見

により右室自由壁が梗塞に陥り，V4Rなどの右側胸部誘導で1mm以上のST上昇を生じる．また，右冠動脈の心筋梗塞に準じて房室ブロックを合併することも多い．

3. 血液検査

基本的には急性心筋梗塞に準ずるが，AST（GOT），ALT（GPT），総ビリルビン値は右心不全で，BUN，Creは低心拍出状態で上昇する．

図5は右室梗塞を合併した急性下壁梗塞の症例である．会社からの帰宅途中に突然の胸痛を訴え，救急要請となった．来院時収縮期血圧78mmHg，拡張期血圧は測定不可であった．心電図にて右室梗塞合併の急性下壁心筋梗塞と診断し，緊急カテーテル検査を施行した．カテーテル室に移動中に完全房室ブロック波形となり，一時的体外式ペースメーカーを挿入し冠動脈造影を施行した．左冠動脈造影中にVfを認め，電気的除細動にて回復した．病変は右冠動脈近位部であり，血栓吸引にて再灌流を得た後，薬剤溶出性ステントを留置し，TIMI3の再灌流を得て手技終了とした．MAX-CKは6,648IU/Lであり，右心不全とショックの離脱に3日要した．

[文 献]

1) King C, May CW, Williams J et al：Management of right heart failure in the critically ill. Crit Care Clin 30：475-498, 2014
2) Galiè N, Humbert M, Vachiery JL et al：2015 ESC/ERS Guidelines for the diagnosis and treatment of pulmonary hypertension：The Joint Task Force for the Diagnosis and Treatment of Pulmonary Hypertension of the European Society of Cardiology (ESC) and the European Respiratory Society (ERS)：Endorsed by：Association for European Paediatric and Congenital Cardiology (AEPC), International Society for Heart and Lung Transplantation (ISHLT). Eur Respir J 46：903-975, 2015
3) D'Alonzo GE, Barst RJ, Ayres SM et al：Survival in patients with primary pulmonary hypertension. Results from a national prospective registry. Ann Intern Med 115：343-349, 1991
4) Riedel M, Stanek V, Widimsky J et al：Longterm follow-up of patients with pulmonary thromboembolism. Late prognosis and evolution of hemodynamic and respiratory data. Chest 81：151-158, 1982
5) Gosselin MV, Rubin GD, Leung AN et al：Unsuspected pulmonary embolism：prospective detection on routine helical CT scans. Radiology 208：209-215, 1998
6) Ng CS, Wells AU, Padley SP：A CT sign of chronic pulmonary arterial hypertension：the ratio of main pulmonary artery to aortic diameter. J Thorac Imaging 14：270-278, 1999
7) Badesch DB, Champion HC, Sanchez MA et al：Diagnosis and assessment of pulmonary arterial hypertension. J Am Coll Cardiol 54：S55-S66, 2009
8) Rudski LG, Lai WW, Afilalo J et al：Guidelines for the echocardiographic assessment of the right heart in adults：a report from the American Society of Echocardiography endorsed by the European Association of Echocardiography, a registered branch of the European Society of Cardiology, and the Canadian Society of Echocardiography. J Am Soc Echocardiogr 23：685-713, 2010
9) Vieillard-Baron A：Assessment of right ventricular function. Curr Opin Crit Care 15：254-260, 2009
10) Gayat E, Mebazaa A：Pulmonary hypertension in critical care. Curr Opin Crit Care 17：439-448, 2011
11) Hoeper MM, Granton J：Intensive care unit management of patients with severe pulmonary hypertension and right heart failure. Am J Respir Crit Care Med 184：1114-1124, 2011
12) Pfisterer M：Right ventricular involvement in myocardial infarction and cardiogenic shock. Lancet 362：392-394, 2003
13) Kinch JW, Ryan TJ：Right ventricular infarction. N Engl J Med 330：1211-1217, 1994
14) 循環器病の診断と治療に関するガイドライン（2012年度合同研究班報告） ST上昇型急性心筋梗塞の診療に関するガイドライン（2013年改訂版）Guidelines for the management of patients with ST-elevation acute myocardial infarction（JCS 2013）
15) Zehender M, Kasper W, Kauder E et al：Right ventricular infarction as an independent predictor of prognosis after acute inferior myocardial infarction. N Engl J Med 328：981-988, 1993
16) Brodie BR, Stuckey TD, Hansen C et al：Comparison of late survival in patients with cardiogenic shock due to right ventricular infarction versus left ventricular pump failure following primary percutaneous coronary intervention for ST-elevation acute myocardial infarction. Am J Cardiol 99：431-435, 2007
17) Jacobs AK, Leopold JA, Bates E et al：Cardiogenic shock caused by right ventricular infarction：a report from the SHOCK registry. J Am Coll Cardiol 41：1273-1279, 2003

特集 ER, ICU のための循環器疾患の見方, 考え方
—エキスパートの診断テクニック—

IV. 浮　腫

●各論　収縮性心膜炎（慢性の急性増悪も含む）

同愛記念病院 循環器科　松田淳也

Key words　dip and plateau pattern, Kussmaul 徴候, 心室間相互依存

point

▶ 全身倦怠感や息切れといった右心不全を主体とする疾患である.

▶ 心膜の肥厚・石灰化を伴わない症例が約20％認められ, 機能的な診断が重要である.

はじめに

　収縮性心膜炎は心膜の器質的変化（炎症による線維性肥厚・癒着, 石灰化）が高度に生じることにより心室の拡張障害をきたす. 原因疾患としては過去には結核性心膜炎が多かったが, 最近は開心術後, 化学療法, 放射線療法後の心膜炎によるものが増加している.

　収縮性心膜炎の発症機序としては, 急性心膜炎として心嚢液貯留やフィブリン沈着を伴っていたものが, 心嚢液の吸収, さらには心膜の瘢痕化による線維性肥厚, 臓側心膜と壁側心膜の癒着をきたし, 心臓の拡張障害が起こると考えられている. 慢性期には石灰沈着をきたすことにより, さらに拡張障害を増悪させる[1,2)].

　収縮性心膜炎による心不全の特徴は, まず右心不全所見が前面に出てくることであり, 左室収縮能が正常であるのに, 静脈圧上昇に伴う肝腫大や, 腹水による腹部膨満感や食思不振, 下肢の浮腫など, 著しい右心不全所見を認める場合には本症を考えるべきである. 本症の診断をつけるうえで, その特徴的な病態生理を理解しておくことが重要である. 硬く伸展性が乏しい心膜のために, 拡張期の心室血流充満が制限され, かつ心室への血液流入が拡張早期に依存していること, 胸腔内圧の呼吸性変動が心腔内圧に伝達されにくいこと（胸腔内圧と心腔内圧の解離）が特徴的な血行動態を呈する原因である. 拡張末期圧の急激な上昇および拡張期 dip and plateau とよばれる特徴的な心室内圧の変化パターンを示し, 呼吸周期により心腔内血流量が大きく変動する. また収縮性心膜炎の中には, 心膜の肥厚・硬化が明らかでない例も存在することが報告されており, このような場合には特に拘束型心筋症との鑑別に苦慮する. 収縮性心膜炎の診断について述べていく.

収縮性心膜炎の症状

収縮性心膜炎は労作時呼吸困難や全身倦怠感に加え，下腿浮腫や腹水，頸静脈怒張といった右心不全症状を呈する．一般的な右心不全と異なり，収縮性心膜炎の場合には下腿浮腫は軽度であるも腹水貯留が顕著という特徴を認めるが，この理由についてはよく解明されていない．咳嗽，喀痰，夜間起坐呼吸のような左心不全症状がまれであるのは，右室の流入障害により，左室前負荷は増大しないためである．むしろ，前負荷の減少に伴い低心拍出量状態となり，全身倦怠感が出現する．

収縮性心膜炎の身体所見

身体所見としては，頸静脈怒張，肝腫大，脾腫大，腹水，浮腫が認められ，聴診所見には拡張期過剰心音が認められる．

右室への流入障害は右房圧上昇をきたし，頸静脈圧は収縮性心膜炎患者のほぼ全例で上昇している．この頸静脈の上昇所見は他の原因による右心不全でもみられるが，収縮性心膜炎では特徴的な呼吸性変動を示す．すなわち，通常の心不全では，吸気時には胸腔内圧が低下して頸静脈怒張は減弱するが，収縮性心膜炎では吸気時に増加した静脈還流を十分に右室に流入させることができず，頸静脈は吸気時にむしろ著明となる．これがKussmaul徴候である（収縮性心膜炎の心エコー所見も参照）．頸静脈波では，典型的な急速なx，y谷の下降がみられ，心房圧波形はW型を呈する（図1）．

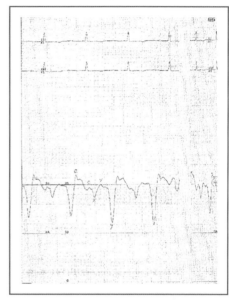

図1　頸静脈圧波形（x，y谷の下降）

また聴診では拡張早期に心室急速充満期に一致して特徴的な高調性の心膜ノック音を聴取する．心室拡張早期の充満が肥厚・石灰化した心外膜により急速に停止するために生じる音とされている．房室弁開放音よりは遅く，Ⅲ音よりは早く出現する．本症の30～80％に聴取されるといわれている．

収縮性心膜炎の胸部X線写真，CT所見

収縮性心膜炎は心膜の肥厚が特徴の一つであるが，胸部X線写真で心膜の石灰化，肥厚が証明できれば診断に有用である．しかし実際には胸部X線写真で確認される石灰化は収縮性心膜炎の23％程度といわれており，特異性は高くない．左心不全症状である肺うっ血は認められないか，あっても軽度である．右心不全徴候として胸水はしばしば認められる．

正常心膜は2mm以下の厚さであるが，

4mmを超えると収縮性心膜炎が疑われ，6mm以上は高い確率で収縮性心膜炎と診断できるといわれていた．しかしながら正常な厚みで石灰化がなくとも癒着により収縮性心膜炎を呈する症例が約20％あるとの報告があり[3]，心膜肥厚の有無のみでは診断はできない．

収縮性心膜炎の心臓カテーテル検査

侵襲的な検査であるが，収縮性心膜炎に特徴的な血行動態を捉えることができる．右室への流入障害の結果として，ほとんどすべての症例で右房圧の上昇を認めている．また，拡張早期には，上昇した心房圧により心室への充満速度は急峻となるが，硬い心膜により拡張制限を受け，心室への流入は急速に停止（dip）し，その後心膜による拡張制限のため圧が急速に上昇し，拡張中期は流入障害の波形は平坦（plateau）となり，心室圧波形はdip and plateau patternを呈する（図2）．なお拘束型心筋症でもdip and plateau patternは認められる．収縮性心膜炎では心嚢腔の容量が限られていることで心臓全体の容量は一定に保たれ，心膜の緊縮が左右の心房，心室に平等に及ぶため，拡張期にはほぼ等圧となる．また，吸気時には，胸腔内圧の低下（正常では5～7mmHgの低下）により，胸腔内圧にある肺毛細血管圧，肺静脈圧も同様に低下するが，収縮性心膜炎では心内圧にそれが伝わらず，肺静脈-左房間圧較差は減少する．その結果，僧帽弁血流は低下，左室最大収縮期圧はそれに伴い低下する．呼気時は逆に胸腔内圧は上昇するが，心腔内には伝わらないため，肺静脈-左房間圧較差は増加し，僧帽弁血流は増加し，左室最大収縮期圧は上昇する．この現象は奇脈と呼ばれる．さらに左右心室への拡張期流入は心室中隔を介して相互に影響するため，右室圧と左室圧の同時記録で吸気時，呼気時における心室内圧波形は左室と右室で逆方向（discordant）に変化する（図3）．拘束型心筋症では同方向（concordant）に変化するため両者の鑑別に有用な所見である．

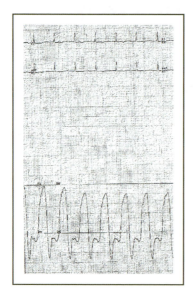

図2　右室圧波形（dip and plateau）

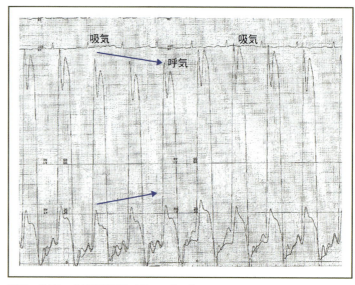

図3　右室，左室同時圧（discordant）

収縮性心膜炎の心エコー検査

■ 1. 断層法

小さな心室と拡大した心房を認め，収縮能は正常である．また下大静脈，肝静脈の拡張も代表的な所見である．心膜の肥厚が特徴的であるが，必ずしも全例でみられるとは限らない．また心膜癒着の所見として心窩部から肝表面の動きを観察すると，正常例では右室の全面が横隔膜表面をすべるように横に移動する動きがみられるが，癒着のある場合には横隔膜が心周期に伴い心臓方向へ引っ張られている所見が認められる．

■ 2. Mモード

圧曲線の拡張早期 dip と拡張期 plateau を反映して，心室中隔の dip と左室後壁の拡張期平坦化 plateau を認める．また吸気時に右室が大きくなり心室中隔は左室側に偏位し，左室が小さくなる．呼気時はその反対になるため心室中隔は右室に偏位する．このような呼吸による心室中隔の動きは septal bounce とよばれる．収縮性心膜炎では硬い心膜により拡張制限を受けた左右心室腔の容量は限られているため，一方の心室の容量が増加するともう一方の心室の拡張も影響を受ける．心室間相互依存（ventricular interdependence）とよばれ，特徴的な所見の一つである．

■ 3. パルスドップラー法

左室拡張障害の所見を認め，拡張障害の評価には左室流入血流速波形が汎用されている．左室流入血流速波形は拡張早期の E 波，心房収縮期の A 波，E 波の減衰時間である deceleration time（DcT）が計測される．収縮性心膜炎の場合には拡張早期に全拡張流入血流の 80％以上が流入するため，拡張早期の E 波が先鋭化し DcT が短縮するので偽正常化型あるいは拘束型波形を認める．また拡張中期波の出現を認めることがある．また頸静脈圧の特徴的な呼吸性変動は，左室流入血流速波形の呼吸性変動としても取られることができる（図4）．

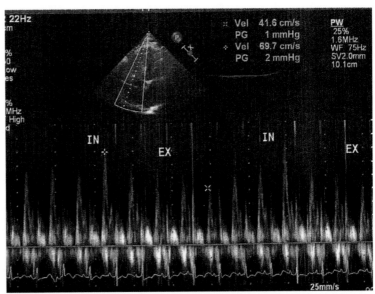

図4 左室流入血流速波形の呼吸性変動

収縮性心膜炎の治療

1. 内科的治療

急性心膜炎後の一過性心膜拘縮の場合には内科的治療が選択される．その際利尿薬が第一選択であり，拡張不全が主体のため強心薬は適応ではない．原因疾患に即した内科的治療として，抗結核薬やステロイド，非ステロイド系抗炎症薬，抗菌薬などがある．

心不全をきたすほどの完成した収縮性心膜炎では，内科的療法は根本的治療法にはなりえない．姑息的には利尿薬，安静などで強心薬は無効である．ただし，体うっ血の軽減を目標とする過度の利尿は避けるべきである．前負荷不足による低心拍出量や低血圧をひき起こす．

2. 外科的治療

収縮性心膜炎の病態は心膜による機械的拘縮が原因であることから，外科的に心膜剥離除去を行うことが基本であり，早期診断・早期外科的治療が必須である．心嚢液貯留の時期から収縮性心膜炎への移行を考慮して十分に経過観察を行うことが重要であり，特に開心術後や結核性心膜炎では，収縮性心膜炎への移行の頻度が高いので注意が必要である．また長期に心臓拘縮が持続すると，心筋の進展不全が心筋萎縮につながると考えられており，早期手術が勧められる．

[文献]

1) Ling LH, Oh JK, Schaff HV et al：Constrictive pericarditis in the modern era：evolving clinical spectrum and impact on outcome after pericardiectomy. Circulation 100：1380-1386, 1999
2) Hailey JH, Tajik AJ, Danielson GK et al：Transient constrictive pericarditis：causes and natural history. J Am Coll Cardiol 43：271-275, 2004
3) Talreja DR, Edwards WD, Danielson GK et al：Constrictive pericarditis in 26 patients with histologically normal pericardial thickness. Circulation 108：1852-1857, 2003

特集 ER，ICU のための循環器疾患の見方，考え方
―エキスパートの診断テクニック―

IV. 浮腫

●各論　血栓性静脈炎

日本医科大学武蔵小杉病院 循環器内科　中摩健二

Key words　superficial thrombophlebitis

point

- 血栓性静脈炎（SVT）は，一般的に予後は良好だが，深部静脈血栓症（DVT）や，肺血栓塞栓症（PE）に進展する例がある．
- SVT は表在静脈に沿った索状の有痛性硬結，発赤，熱感などから，視診・触診で診断できる．
- 大伏在静脈，小伏在静脈に生じた SVT，広範な腫脹・浮腫を伴う場合，経過中に臨床徴候の悪化を認める場合は，DVT の合併の可能性があり血管エコーを施行する．

はじめに

血栓性静脈炎（superficial thrombophlebitis：SVT）は四肢の表在静脈に血栓閉塞をきたし，無菌性の炎症を併発したものと定義され，日常臨床で頻繁に遭遇する疾患である．一般的に予後は良好な疾患として扱われていたが，近年のメタアナリシスでは SVT の 18.1％に深部静脈血栓症（deep vein thrombosis：DVT）を，6.9％に肺血栓塞栓症（pulmonary embolism：PE）の合併を認めたとの報告があり[1]，注意を要する疾患へと扱いが変化している．本稿では，SVT に対する，下腿浮腫など身体所見，診断手順について概説する．

症状・身体所見

図 1 に下肢静脈の解剖を示す．SVT の症状として，主に下腿の表在静脈の走行に一致した有痛性の索状の硬結を触知し，発赤，熱感，腫脹を伴う．疼痛は内因性発痛物質や pH の変化により，発赤や熱感は血管拡張により，腫脹は血管透過性の亢進により起こる．うっ滞が強いと血栓の破壊，ヘモジデリンの組織への沈着の結果，皮膚や粘膜が暗赤色から紫色に色素沈着が起こる．同じ静脈に繰返し発症する場合もあり，その場合は板状

に硬化する．また，通常SVTでは腫脹・浮腫部位は限定的であり，下腿の広範な腫脹・浮腫を認める場合は，DVTの合併を疑う必要があり，SVTの6〜42％の頻度でDVTが合併するとの報告がある[2,3]．

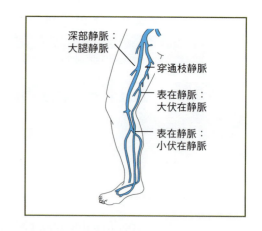

図1 下肢静脈の解剖
　筋膜を境界に深部静脈と表在静脈に分かれ，その交通している静脈が穿通枝静脈である．

危険因子

　一般的な危険要因について以下に説明する（表1）．

表1 血栓性静脈炎の危険因子
1) 下肢静脈瘤
2) 医原性損傷（手術，穿刺，留置カテーテル，輸液）
3) 長期臥床（術後，外傷）
4) 妊娠，分娩後
5) ホルモン補充療法，経口避妊薬
6) 肥満
7) 感染
8) 悪性腫瘍
9) バージャー病
10) 自己免疫疾患（ベーチェット病など）
11) 以前または現在の深部静脈血栓症
12) 凝固因子欠乏

1．下肢静脈瘤

　下肢静脈瘤は表在静脈や穿通枝の弁不全による血液のうっ滞を生じ，静脈の怒張や蛇行を呈する疾患である．静脈炎の合併率は高く，下肢静脈瘤の4〜59％にさまざまな程度のSVTが合併するとの報告がある[4]．しかし，DVTへの伸展に関しては下肢静脈瘤を伴わないSVTの方が44〜60％と高率であり[4]，静脈瘤のない患者の場合，凝固因子欠乏，悪性腫瘍の存在を疑う必要がある．

2．妊娠とホルモン療法

　出産後1ヵ月以内のSVTの発生リスクは高いとの報告がある[5]．また，経口避妊薬およびホルモン療法も血栓傾向を誘発しSVTのリスクを増加させている．

3．過去の静脈血栓症（venous thromboembolism：VTE）の既往

　過去のVTEの既往はSVTのリスクを増加させる[6]．逆に，SVTは症状消退後も7割以上の症例で残存血栓を認め，その後2〜11日でDVTに伸展する可能性があるとの報告があり[7]，SVTの6〜36％にDVTを合併するとの報告がある[8]．SVTとVTEは同一の危険因子を多く持ち相互に影響を及ぼしている．

4．凝固因子欠乏

　小伏在静脈・大伏在静脈のSVTに合併したDVTでは35％に凝固因子欠乏を認めたとの報告がある[9]．静脈瘤や明らかな危険因子がない場合は血栓性素因としてProtein C欠乏症，Protein S欠乏症，Antithrombin Ⅲ欠乏症，抗リン脂質抗体症候群などを鑑別に挙げる．

5．悪性腫瘍

　主に腺癌（膵癌，肺癌，前立腺癌，胃癌，大腸癌）をはじめとする癌由来のtissue factor（TF），cancer procoagulant（CP）の産

生，interleukin-6（IL-6），granulocyte colony stimulating factor（G-CSF）などの炎症性サイトカインや tumor necrosis factor-α（TNF-α）の分泌上昇など複数のメカニズムから血栓形成傾向となり，Trousseau（トルソー）症候群とよばれる[10]．

6．慢性炎症性疾患

（1）Buerger's（バージャー）病

四肢の異なる表在静脈に限局性に部位を変えて再発する静脈炎を認める（遊走性静脈炎）．バージャー病の診断基準に含まれており，約20％に合併する[11]．SVTが初期症状の場合がある．診断基準にも含まれているが喫煙歴のある50歳未満の男性患者での静脈炎の場合は鑑別に挙げる必要がある．

（2）Behçet's（ベーチェット）病

口腔内アフタ性潰瘍，皮膚症状，外陰部潰瘍，ぶどう膜炎を主徴とし，その皮膚症状の中に血栓性静脈炎が含まれ，患者の約30％に再発性の血栓性静脈炎を認める．活性化された好中球より放出されるミエロペルオキシダーゼによる，血管内皮細胞の障害の可能性が示唆される[12]．

診　断

■ スクリーニング検査

（1）血液検査

D-dimer測定はDVTのスクリーニングには有用であるが，SVTの診断には感度が低く有用ではない[13]．下肢静脈瘤や明らかな危険因子がなくSVTを発症した場合は，凝固因子欠乏や悪性腫瘍のスクリーニングも考慮する．

（2）血管エコー検査

明らかな危険因子をもち，前述のような症状，臨床徴候を示せば，視診，触診にて容易に診断されるが，一番大きな要因はDVTの合併や進展の有無である．大伏在静脈，小伏在静脈に生じたSVTは大伏在大腿静脈接合部（sapheno-femoral junction：SFJ），小伏在膝窩静脈接合部（sapheno-popliteal junction：SPJ），穿通枝静脈を通じて中枢方向に血栓が進展し，DVTをひき起こしやすく[7]，特にSVTに伴う大伏在静脈の血栓先進部がSVJから3cm以内の症例はDVT合併が多いとの報告がある[13]．また，男性，VTEの既往，癌の既往はSVTからVTEへ進展する高リスク群とされる[14]．エコーはSVTの局在，程度，DVT合併や進展度も診断でき，侵襲度も低く繰返し行える検査である．また，その他の鑑別としてベイカー嚢胞やリンパ浮腫の診断にも寄与する[15]点から，SVTを診断した際には積極的に施行するべきと考える．

診断手順

診察所見で下腿の表在静脈に一致した有痛性の索状の硬結，発赤，熱感からSVTを疑い，問診で部位の移動や，再発を繰返しているのか，下肢静脈瘤の併存や既往などを聴取し，その他静脈血栓症などの危険因子，炎症性疾患，自己免疫疾患歴も聴取・スクリーニングを実施する．SVTのみでは腫脹・浮腫部位は限定的であり，予後良好であるが，初期診断時より症状が悪化する場合があり，比較的短め（7～10日前後）にフォローをする必要がある．小・大伏在静脈の病変や，下腿の広範な腫脹・浮腫も伴う場合，経過中に臨床徴候の悪化を認める場合は，DVTへの進展や合併が疑わしく，血管エコー検査を積極的に施行し診断する．

症例提示　症例：80歳代，女性

左大腿の搔痒感・疼痛を主訴に前医受診．加療するも，下腿の浮腫も出現し当院へ紹介となった．もともとウォーキングが趣味であったが，足の痛みのため歩くのをやめていたところに，浮腫も伴ったとのこと．当院受診時は鼠径部以下の浮腫と左大伏在静脈に沿って，硬結を触れた．浮腫に加えD-dimer 12.20μg/mLと高値であったため，DVTの合併を疑われ，下肢静脈エコーが施行され，確定診断に至り，入院となった．エコー所見（図2a〜c）と血栓の分布（図2d）を示す．大伏在静脈は大腿静脈接合部（SFJ）まで血栓を認め（図2a），総大腿静脈から膝下静脈までのDVTも認めた（図2b, c）．腫瘍マーカーの上昇，小球性低色素性貧血も伴っており，造影CTを施行した．結果，エコー所見通りの部位にSVT，DVTを認め，PEは認めず，右上行結腸に腸管を閉塞するサイズの腫瘍を認めた．大腸内視鏡にて腫瘍からの出血を確認し，生検の結果，大腸癌の診断を得た．出血を伴っており，抗凝固療法が困難と判断し，下大静脈フィルターを留置のうえ，上行結腸切除術を施行した．術後，経過安定を得た後に抗凝固療法を開始し，血栓の消失と浮腫の軽快を認めた．悪性腫瘍が基礎にあり，SVTから進展したDVTの症例と考えられた．

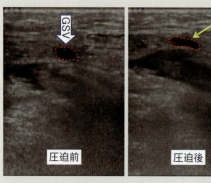

図2a　大伏在静脈の短軸像
左大伏在静脈（GSV）に血栓（黄色矢印）を認め，非圧縮を呈する．

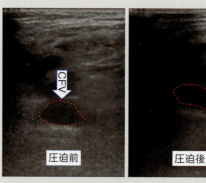

図2b　総大腿静脈の短軸像
左総大腿静脈（CFV）に血栓（黄色矢印）を認め，非圧縮を呈する．

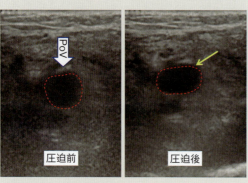

図2c　膝窩静脈の短軸像
左膝窩静脈（PoV）に血栓（黄色矢印）を認め，非圧縮を呈する．

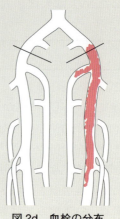

図2d　血栓の分布

[文 献]

1) Di Minno MN, Ambrosino P, Ambrosini F et al：Prevalence of deep vein thrombosis and pulmonary embolism in patients with superficial veinthrombosis：a systematic review and meta-analysis. J Thromb Haemost 14：964-972, 2016
2) Skillman JJ, Kent KC, Porter DH et al：Simultaneous occurrence of superficial and deep thrombophlebitis in the lower extremity. J Vasc Surg 11：818-823, 1990
3) Unno N, Mitsuoka H, Uchiyama T et al：Superficial thrombophlebitis of the lower limbs in patients with varicose vein. Surg Today 32：397-401, 2002
4) Leon L, Giannoukas AD, Dodd D et al：Clinical significance of superficial vein thrombosis. Eur J Vasc Endovasc Surg 29：10-17, 2005
5) McColl MD, Ramsay JE, Tait RC et al：Risk factors for pregnancy associated venous thromboembolism. Thromb Haemost 78：1183-1188, 1997
6) Guex JJ：Thrombotic complications of varicose veins. A literature review of the role of superficial venous thrombosis. Dermatol Surg 22：378-382, 1996
7) Górski G, Noszczyk W, Kostewicz W et al：Progress of local symptoms of superficial vein thrombosis vs. duplex findings. Vasa 33：219-225, 2004
8) Decousus H, Leizorovicz A：Superficial thrombophlebitis of the legs：still a lot to learn. J Thromb Haemost 3：1149-1151, 2005
9) Hanson JN, Ascher E, DePippo P et al：Saphenous vein thrombophlebitis（SVT）：a deceptively benign disease. J Vasc Surg 27：677-680, 1998
10) Sack GH Jr, Levin J, Bell WR：Trousseau's syndrome and other manifestations of chronic disseminated coagulopathy in patients with neoplasms：clinical, pathophysiologic, and therapeutic features. Medicine （Baltimore）56：1-37, 1977
11) 循環器病の診断と治療に関するガイドライン（2006－2007年度合同研究班報告）血管炎症候群の診療ガイドライン Guideline for Management of Vasculitis Syndrome（JCS 2008）
12) Hirohata S, Kikuchi H：Behçet's disease. Arthritis Res Ther 5：139-146, 2003
13) Scott G, Mahdi AJ, Alikhan R：Superficial vein thrombosis：a current approach to management. Br J Haematol 168：639-645, 2015
14) Decousus H, Quéré I, Presles E；POST（Prospective Observational Superficial Thrombophlebitis）Study Group：Superficial venous thrombosis and venous thromboembolism：a large, prospective epidemiologic study. Ann Intern Med 152：218-224, 2010
15) Quéré I, Leizorovicz A, Galanaud JP；Prospective Observational Superficial Thrombophlebitis（POST）Study Investigators：Superficial venous thrombosis and compression ultrasound imaging. J Vasc Surg 56：1032-1038, 2012

特集 ER, ICU のための循環器疾患の見方, 考え方
―エキスパートの診断テクニック―

V. ショック・意識障害

●総論　ショック・意識障害

横浜市立大学附属市民総合医療センター 高度救命救急センター　佐藤亮佑, 竹内一郎

Key words　心原性ショック, 心エコー検査, 失神, 意識障害

point

▶ ショックの鑑別には心エコー検査が有用である．

▶ 意識障害の原因となる心疾患はショックを伴っていることが多く, 迅速な初期対応が要求される．

はじめに

　ショックとは何らかの原因によって急性かつ全身性の循環不全が生じ, 重要臓器や細胞の機能を維持するのに必要な血液と酸素供給が得られず, 結果として重要臓器や細胞の機能異常が出現する症候群である[1]．古典的なショックの臨床徴候として 5P（①皮膚蒼白 pallor, ②虚脱 prostration, ③perspiration 冷汗, ④pulselessness 脈拍触知不良, ⑤pulmonary deficiency 呼吸不全）が挙げられる．意識障害はショックに伴う脳虚血症状としてみられることもあるが, その原因は非常に多岐にわたる．中でも心疾患に伴う意識障害は迅速な対応を求められる疾患が関与している可能性が高く, 速やかな診断と治療が必要となる．

ショックの診断および指標

　ショックは血行動態の異常に加えて, 組織低灌流を示唆する末梢冷感や尿量低下, 意識障害などの身体所見の異常と血液ガスでの乳酸値上昇を伴うことで診断される[1]．そのため低血圧はショックの十分条件ではなく, 低血圧に伴う臓器および組織の虚血性機能不全が存在することがショックの不可欠な条件である．またショック初期には心拍出量減少を心拍数の増加で代償するため, 血圧だけでなく心拍数を同時に評価する必要がある．≪心拍数÷収縮期血圧≫で求められる Shock Index はその指標であり, 1 以上であればショックと判断する[2,3]．Shock Index により低血圧が顕性化する前にショックを認識することが重要であるが, β遮断薬や Ca 拮抗薬, 亜硝酸薬などの血管拡張作用や心拍抑制作用

をもつ薬剤の使用や自律神経障害がある場合は参考とならないので注意が必要である．また日常の血圧との比較も重要であり，普段から血圧が低めで循環不全に伴う自覚症状や身体所見を認めない場合はショックではない可能性が高い．

ショックの原因と分類（表1）

ショックの原因としては血管分布異常性ショックが最頻であり，心原性ショックと低容量性ショックがそれに続く[4]．ショックはその病態により4つに分類され各々異なった血行動態を示す[5]．神経原性ショックは高位胸椎以上での脊髄損傷や脳幹損傷，脳血管障害および迷走神経反射による徐脈を伴うショックであるが，交感神経系の障害による血管拡張が主体であり血管分布異常性ショックに含める．

表1 ショックの分類とその代表的な病態

ショック分類	血行動態			具体的疾患
	中心静脈圧	心拍出量	全身血管抵抗	
心原性ショック	↑	↓	↑	急性心筋梗塞，心筋症，不整脈，弁膜症
低容量性ショック	↓	↓	↑	急性出血，脱水
血管分布異常性ショック	→〜↓	→〜↑	↓	敗血症，アナフィラキシーショック，神経原性ショック
閉塞性ショック	↑	↓	→〜↑	心タンポナーデ，緊張性気胸，肺塞栓症

（文献5を参照して作成）

ショックの鑑別診断（図1）

ショックと診断した場合，バイタルの安定化を図りつつショックの鑑別を行う．身体診察にて四肢末梢が温かい場合，末梢血管抵抗の低下をきたす初期の敗血症やアナフィラキ

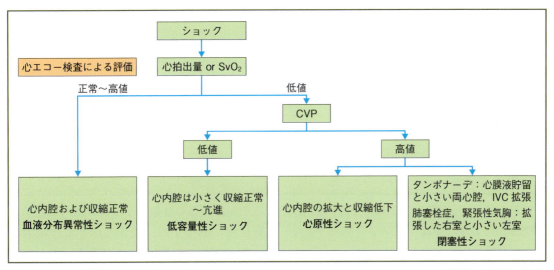

図1 ショック鑑別のフローチャート

（文献4を参照して作成）

シーショック，神経原性ショックなどの血液分布異常性ショックが疑われる．輸液を開始するとともにカテコラミンが必要となる可能性も考慮する．頸静脈怒張がみられる場合は心原性ショックや閉塞性ショックが考えられ，心筋梗塞や劇症型心筋炎，肺塞栓症，緊張性気胸，心タンポナーデなどを念頭に精査を進める．一方，頸静脈が虚脱している場合は低容量性ショックや血液分布異常性ショックが考えられる．しかしながら頸静脈怒張の有無による循環血液量の評価は必ずしも容易ではなく，その際は心エコー検査での下大静脈径およびその呼吸性変動の有無にて評価する．さらに心エコー検査での全体的な左室収縮能や両心腔の大きさ，心膜液貯留の有無，右室負荷所見の有無などの評価がショックの鑑別診断に極めて有用となる[4〜6]．

心原性ショックへのアプローチ

心原性ショックの原因を**表2**に示す[7]．狭義での心原性ショックとは心収縮力の低下あるいは心拍数の異常に伴う心拍出量の低下による循環不全であり，その原因としては広範な心筋傷害をきたす急性心筋梗塞が最多である[8]．一方，肺塞栓症や心タンポナーデも二次的にポンプ失調をきたす疾患であり適切な初期対応が予後を左右することから，心原性ショックの原因疾患として含めることもある．

病歴および身体所見から心原性ショックが疑われた場合，12誘導心電図，胸部X線，心エコー検査，血液検査を迅速に行う．12誘導心電図でST変化や不整脈の有無を，胸部X線写真で心胸郭比や肺水腫の有無を，心エコー検査で心房心室腔の大きさや左室壁厚，心室収縮能および壁運動異常，心膜液貯留の程度，弁膜症の有無などを，血液生化学検査では脳性ナトリウム利尿ペプチド（brain natriuremic peptide：BNP）やトロポニンIなどの心筋逸脱酵素をそれぞれ評価する．これらの結果を踏まえ心原性ショックを診断するとともにその原因疾患を鑑別し，疾患に応じた薬物治療や観血的治療に速やかにつなげることが重要である．

表2 心原性ショックの原因疾患
1. 一次的ポンプ機能低下
    a. 心収縮力低下による：心筋梗塞，心筋炎，開心術後の低心拍出状態
    b. 機械的障害，弁機能不全：心室中隔穿孔，乳頭筋不全，僧帽弁逆流
2. 二次的ポンプ機能失調
    a. 左室拡張障害：心タンポナーデ，心室内腫瘍
    b. 不整脈：心室細動，高度の徐脈または頻脈

（文献7より引用）

心疾患と失神

失神とは「一過性の意識消失発作の結果，姿勢が保持できなくなり，かつ自然に，また完全に意識の回復がみられること」と定義され，病態の基本は脳全体の一過性低灌流である．失神の多くは数秒から数分以内に元の意識状態に回復する．**表3**に示すように失神の原因疾患はさまざまである[9]が，その頻度としては神経調節性失神が最多である[10]．

表3 失神の原因疾患

原因	具体的疾患
起立性低血圧	脱水，出血 薬剤性（降圧薬，血管拡張薬，利尿薬，抗うつ薬） 自律神経障害（糖尿病，アミロイドーシス，パーキンソン病）
反射性失神	迷走神経反射（長時間の立位，精神的苦痛など） 状況失神（咳嗽，排尿，食後，頸動脈洞刺激など）
心原性失神	不整脈（頻脈性，徐脈性） 　先天性心疾患：QT延長症候群，Brugada症候群，不整脈源性右室心筋症など） 　後天性心疾患：冠動脈疾患，心筋症，加齢に伴う伝導障害など） 弁膜症（大動脈弁狭窄症など） 肥大型心筋症 肺塞栓症

（文献9を参照して作成）

しかしながら心原性失神もまれではなく，報告による程度の差はあるものの神経調節性失神に次ぐものとなっており，特に高齢者では心原性失神の頻度が高い傾向にある[11]．

心疾患と意識障害

一方，意識障害とは一般的に「覚醒」あるいは/および「認知」の障害が遷延する状態であり，失神とは区別される．意識障害の評価スケールとしてはJapan Coma ScaleやGlasgow Coma Scaleが用いられる．意識障害をきたす原因は多岐にわたるが，鑑別疾患

表4 意識障害の鑑別疾患 AIUEOTIPSを中心に

A	Alcohol	アルコール	急性アルコール中毒，アルコール離脱，Wernicke脳症
I	Insulin	インスリン	糖尿病性昏睡（DKA，低血糖など）
U	Uremia	尿毒症	腎不全
E	Electrolytes Endocrinology Encephalopathy	電解質異常 内分泌学的異常 脳症	Na，Ca，Mgの異常 甲状腺クリーゼ・副腎クリーゼなど 肝性脳症，高血圧性脳症など
O	Oxygen	酸素	低酸素血症，CO_2ナルコーシス，蘇生後脳症など
T	Trauma Temperature	外傷 体温異常	頭部外傷 低・高体温
I	Infection	感染症	脳炎，髄膜炎，敗血症など
P	Psychiatry Poisoning	精神疾患 中毒	昏迷，心因反応など 各種中毒
S	Shock Stroke Syncope Seizure	ショック 脳卒中 失神 けいれん	各種ショック 脳出血，クモ膜下出血，脳梗塞など 心原性，神経調節性，起立性低血圧など てんかん，脳腫瘍，脳卒中など

（文献13より引用）

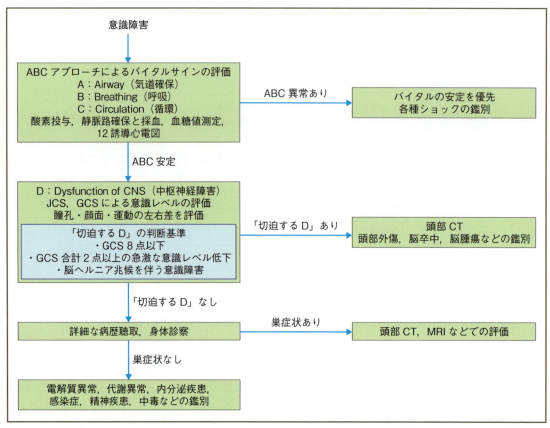

図2 意識障害へのアプローチ （文献13を参照して作成）

を考えるうえで「AIUEOTIPS」という覚え方が浸透している（**表4**）[13]．

外傷初期診療の領域ではいわゆるABCDEアプローチを用いたprimary surveyで全身状態の評価を行うとともに治療介入を開始する[12]が，この方法は外傷だけでなく内因性疾患に対しても有用である．意識障害はD（Dysfunction of CNS）に該当し，A（Airway：気道），B（Breathing：呼吸），C（Circulation：循環）の安定後に評価する項目として挙げられている．Primary surveyを参照した意識障害患者に対する初期対応のアルゴリズムを**図2**[13]に示す．心疾患による意識障害はバイタルサインの異常を伴っていることが多く，その鑑別にはやはり心原性ショックへのアプローチが有用である．

おわりに

ショックおよび意識障害について概説した．いずれの病態においても心疾患に伴う場合は初期診療が予後に影響を及ぼすため，身体診察のみならず12誘導心電図，心エコー検査などを駆使して迅速に診断することが肝要である．

[文 献]

1) Vincent JL, Ince C, Bakker J:Circulatory shock--an update:a tribute to Professor Max Harry Weil. Critical Care 16:239, 2012
2) Mitra B, Fitzgerald M, Chan J:The utility of a shock index ≥1 as an indication for prehospital oxygen carrier administration in major trauma. Injury 45:61-65, 2013
3) Tseng J, Nugent K:Utility of the shock index in patients with sepsis. Am J Med Sci 349:531-535, 2015
4) Vincent JL, De Backer D:Circulatory Shock. N Engl J Med 369:1726-1734, 2013
5) McGee WT, Raghunathan K, Adler AC:Utility of Functional Hemodynamics and Echocardiography to Aid Diagnosis and Management of Shock. Shock 44:535-541, 2015
6) McLean AS:Echocardiography in shock management. Crit Care 20:275, 2016
7) 藤田英雄:心原性ショック. 診断と治療 90:65-70, 2002
8) Ueki Y, Mohri M, Matoba T et al:Characteristics and Predictors of Mortality in Patients with Cardiovascular Shock in Japan—Results from the Japanese Circulation Society Cardiovascular Shock Registry. Circ J 80:852-859, 2016
9) Kidd SK, Doughty C, Goldhaber SZ:Syncope (fainting). Circulation 133:e600-e602, 2016
10) Da Silva RM:Syncope:epidemiology, etiology, and prognosis. Front Physiol 8:471, 2014
11) Romme JJ, van Dijk N, Boer KR et al:Influence of age and gender on the occurrence and presentation of reflex syncope. Clin Auton Res 18:127-133, 2008
12) 日本外傷学会外傷初期診療ガイドライン改訂第5版編集委員会 編:外傷初期診療ガイドライン改訂第5版. へるす出版, 2016
13) 山谷立大, 浅利 靖:意識障害. 臨牀と研究 92:1240-1244, 2015

特集 ER，ICUのための循環器疾患の見方，考え方
―エキスパートの診断テクニック―

V．ショック・意識障害

●各論　心原性ショック

現 日本医科大学付属病院 心臓血管集中治療室，Schwabing病院 循環器内科　中田　淳

Key words　初療時アセスメント，機械的循環補助法，リスク評価

point

- ▶ 心原性ショックの院内死亡率は，経年的に低下傾向にあるものの依然高率である．
- ▶ ER，ICUでは時々刻々と進行するショックの病態をできるかぎり即時に把握し，十分な組織還流を維持する処置を施すことが必須である．
- ▶ 心臓血管集中治療による，ショック後の管理および原疾患に対する適切な治療がその予後に大きく反映される．

心原性ショックの疫学

　急性冠症候群（acute coronary syndrome：ACS）をはじめ，劇症型心筋炎，心室性不整脈などによる心原性ショックは，循環器医および救急医が対処しなければならない重篤な病態の一つである．心原性ショックをきたす第一の原疾患は急性心筋梗塞（acute myocardial infarction：AMI）であり，その約80％は広範囲梗塞に伴うポンプ失調である．過去にはST上昇型心筋梗塞の20％までがショックに至るとされていたが，近年の欧米および我が国の臨床試験や観察研究では5～8％ほどと報告されている．また，その予後に関しては，AMIに対する経皮的冠動脈形成術（percutaneous coronary intervention：PCI）による早期再還流治療の普及や至適薬物療法の介入により，院内死亡率は経年的に減少傾向にあるものの依然高率である．東京都CCUネットワークデータにおける心原性ショック（Killip IV群）の院内死亡率は2009年の37.8％から2015年には28.9％となっている[1]．

心原性ショックの病態生理

　心原性ショック状態では，Swan-Ganzカテーテル検査を用いたForrester分類のIV群に定義されているように，心拍出量の低下（cardiac index：CI $\leq 2.2 \text{ L/min/m}^2$）により組織還流および冠血流が不十分となる．また，左室拡張期末期圧の上昇により肺動脈楔

入圧が上昇し（pulmonary capillary wedge pressure：PCWP≧18mmHg）肺うっ血を起こす．同時に，不十分な組織還流への代償機構として頻脈および末梢血管収縮が起こる．これによりひき起こされる組織低酸素とアシドーシスは，冠動脈還流圧低下とともにさらなる心機能低下を招く．ショックが増悪・遷延すると血管トーヌス低下やサイトカインを中心とした免疫炎症反応による全身炎症反応症候群（systemic inflammatory syndrome：SIRS）や末梢循環不全による多臓器不全（multi-organ dysfunction syndrome：MODS）がひき起こされる．

心原性ショックの診断・マネージメント

低血圧，頻脈，浅呼吸，乏尿，冷汗，皮膚蒼白，チアノーゼ，爪床反応遅延，意識障害などの臨床所見，また大動脈波形の脈圧減少や波幅の狭小，高乳酸血症を認めた場合には，心原性ショックを疑う．

このような所見を認めた場合，まず初めに基礎疾患として最も多いACSを心電図，心臓超音波検査ならびに血液生化学検査（troponin）の結果をもとに鑑別する．ACSが疑われた場合には，緊急での冠動脈造影検査（coronary angiography：CAG）を行い，早期の血行再建を行うことが望ましく，2014年以降のESCガイドランではClass I（level evidence B）の推奨となっている[2]．

原疾患の鑑別の後に行うべきは，臓器不全の評価である．図1[3]に示すとおり，臨床所見，動脈血液ガス分析（blood gas），肺超音波検査（lung Echo），胸部X線写真などの検査により呼吸不全の程度を評価し，気管内挿管下での人工呼吸器（ventilator）管理を行うか，あるいは非侵襲的陽圧呼吸器（non invasive intermittent positive pressure venti-

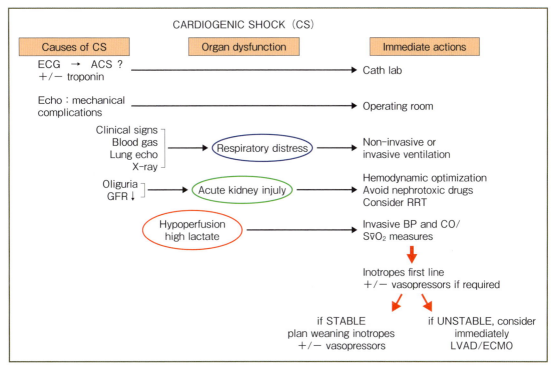

図1 心原性ショックの初療時アセスメント　　　　　　　　　　　　　　　　　　　　　　（文献3より引用）

lation：NIPPV）による管理を行うかを判断する．

乏尿，糸球体濾過量（glomerular filtrating rate：GFR）低下などの所見から急性腎機能障害が疑われる場合には，至適な腎還流圧を保つとともに，必要時には，腎代替療法（renal replacement therapy：RRT）を検討する．急性心不全・心原性ショック症例における治療経過中の腎機能障害の機序は，従来は腎血流の低下による部分が大きいとされていたが，近年腎血流の低下と腎うっ血の関与が独立して関与していることが知られるようになった[4]．したがって，腎保護において画一的な治療はなく，個々の症例で収縮期血圧，うっ血の状態などに応じて，血行動態が最も安定する方法を検討する．

同様に，急性心不全・心原性ショックでみられる肝障害は肝うっ血とともに心拍出量低下によってもたらされる．その予後予測因子としては，ビリルビン値が 2.5 mg/dL 以上，肝障害の程度を示す Meld スコア（The Meld for End-Stage Liver Disease）18 以上の症例では，左室補助循環デバイスを装着したとしても血行動態の維持が困難となり，右室補助が必要となる場合が多いとされている[5]．急性心不全・心原性ショックに対し機械的補助循環デバイスを検討する際には，肝機能を含めた右心不全を十分に把握し，適切な治療を選択することが必須である．

また，高乳酸血症を呈している場合には，必要時には Swan-Ganz カテーテル検査による血行動態（BP，CO，$S\bar{v}O_2$）評価を行うとともに，カテコラミン投与を開始し，血行動態が不安定な場合には，機械的循環補助（VA-ECMO（PCPS），Impella，LVAD など）を検討する．

このように，患者が心原性ショック状態にあると同定した場合，いかなる原疾患でショックをきたしているか？ どの程度ショックが遷延し，臓器不全に陥っているか？ さらには左心単独不全であるのか，あるいは右心不全・両心不全であるか？ をきちんと評価することが，次なる治療へと進むうえで重要である．

心原性ショックの治療

心原性ショックの治療の目標は，十分な組織還流を維持し，悪循環に陥った血行動態異常の負の連鎖を断ち切ることである．

MEMO 1

volume control および薬物療法

不安定な血行動態を改善するためにまず行うべき治療は，体血管内 volume を至適に保つことである．一般的に各臓器血流を保つためには，平均血圧＞65 mmHg が必要とされている．血管内に十分な volume があるにもかかわらず，血行動態が維持できない場合には，従来，カテコラミンを用いた薬物療法が行われてきた．カテコラミン受容体刺激に対する心・血管作用として血管収縮作用（α_1 作用），心収縮力・心拍数増加作用（β_1 作用），血管拡張作用（β_2 作用）がある．以前より，一般的にノルアドレナリン，ドパミン（ノルアドレナリンの前駆体），ドブタミン，ホスホジエステラーゼ阻害薬が用いられてきた．いずれも β_1 作用を持つが，強力な α_1 作用を持つノルアドレナリンは昇圧効果が強い．また，ドパミンに比べ心拍数を上げにくいという特徴を持ち，現在各ガイドラインでも心原

性ショックの昇圧には，ノルアドレナリンが推奨されている．ドブタミンはドパミンと比し，$β_1$作用は弱く，通常量（3～10γ）では$α_1$作用は$β_2$作用と拮抗するため，体血管抵抗はほとんど変化しないが，$β_2$作用による肺動脈楔入圧，左室拡張末期圧の増加を抑制する効果があるとされている．ホスホジエステラーゼ阻害薬は，ドブタミンに比べ$β_2$作用が強く血圧が下がりやすいため，心原性ショックの場合の使用には注意が必要である．これらのカテコラミンを用いた薬物治療は血行動態安定化には必要な一方で，催不整脈性，心筋酸素需要の増大，末梢組織の微小循環障害などにより心原性ショック患者への使用は死亡率を増加させる可能性がある．それゆえに，使用する目的をはっきりさせたうえで，できるだけ短期間での使用が望ましい．

MEMO 2

既存の機械的循環補助法（IABP，VA-ECMO（PCPS）の限界）

従来，心原性ショック患者の血行動態維持のための機械的循環補助法として，大動脈バルーンパンピング（intra-aortic balloon pumping：IABP）と経皮的心肺補助法（VA-ECMO/percutaneous cardiopulmonary support：PCPS）が用いられてきた．

IABPは，下行大動脈に留置したバルーンを拡張期に拡張することで中枢側の大動脈圧を上昇させ，冠動脈還流圧上昇と血流増加をもたらす"diastolic augmentation"と収縮期に急速にバルーンを収縮させることで後負荷を軽減し，左室仕事量の減少および左心筋酸素需要量低下に寄与する"systolic unloading"の2つの作用により心負荷軽減をもたらす．その補助循環量は全身有効血漿量の15～20％（0.5L/min）であり，補助循環量が十分でない場合には強心薬およびPCPSなどの流量補助の併用を余儀なくされ，心筋酸素需要量を増大させるリスクを含む．その他 Sellers Ⅱ度以上の大動脈閉鎖不全，胸部大動脈瘤，大動脈解離などで使用禁忌となる．2013年に発表されたIABP-Shock Ⅱ Studyでは，ACSによる心原性ショック患者へのIABP留置が30日死亡率を減少させず，1年予後の改善をもたらさないという結果が示された[6]．またCPISP-AMI Studyでは，STEMIに対するPCI時のIABP補助が，梗塞サイズの減少をもたらさないとの結果であった[7]．これらの結果を踏まえ，2014年ESCガイドラインでは，それまでclass Ⅰ（level evidence C）であったACSによる心原性ショック患者へのIABP使用がclass Ⅲ（level evidence A）へと格下げされた．

一方，VA-ECMO（PCPS）は遠心ポンプと膜型人工肺で構成される人工心肺装置により大腿動静脈経由で心肺補助を行う．補助能力としては我が国で主に用いられている小型遠心ポンプを搭載したCapiox custum pack：CHP（テルモ（株），東京）は心拍出量の50～80％（3.0L/min）の流量補助，呼吸機能の100％酸素化補助が可能である．

しかしながら，VA-ECMO（PCPS）は逆行性血流による大動脈・左室内血流うっ滞による心腔血栓，脳血管をはじめとする血栓塞栓症，および抗凝固療法併用下デバイス径が大きいことによる出血に加え，左室後負荷増大による心筋酸素需要量増大・心筋リモデリング促進，肺高血圧による酸素化不良増悪が常につきまとうリスクとなる．

MEMO 3

新しい循環補助デバイス Impella

今日，ヨーロッパおよび米国では，心原性ショックバイタルに対する standard な機械的循環補助法として小型心臓ポンプ（Impella；Abiomed）が用いられている．

Impella は，左室内に位置する吸入孔から，Pigtail カテーテル内に植え込まれた超小型軸流ポンプにより血液を吸い上げ，上行大動脈に位置する吐出孔から非拍動・順行性に血液を駆出する．経皮的大腿動脈アプローチが可能な Impella 2.5，CP，外科的大腿動脈・腋窩動脈・上行大動脈アプローチが可能な Impella 5.0/LD，および経皮的大腿静脈アプローチによる肺動脈内留置用の Impella RP がある．補助能力としては，Impella 2.5（2.5L/min），Impella CP（3.5L/min），Impella 5.0/LD（5.0L/min），Impella RP（4.6L/min）となっている（図2）．

Impella は循環補助効果とともに，左室拡張末期圧減少による壁ストレス減少および冠血流増加，心筋酸素消費量減少による左室 unload の効果をもつ．

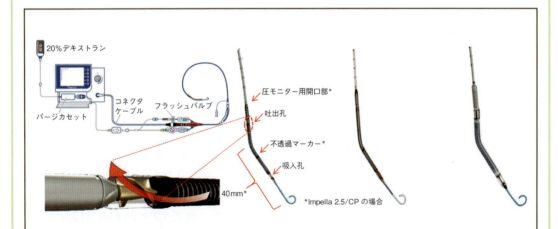

	2.5	CP	5.0
アクセス	経皮的	経皮的	カットダウン
流量	2.5L/min	3.5L/min	5.0L/min
モーターサイズ	12Fr	14Fr	21Fr
シースサイズ	13Fr ピールアウェイシース	14Fr ピールアウェイシース	カットダウンもしくは 10mm 径人工血管経由
CE Mark での使用保障期間	5日間	5日間	10日間

図2　Impella システム　　　　　　（Abiomed Academy および Impella の Instruction for Use より引用）

心原性ショック時のImpellaの使用は，欧米で蓄積された数々の臨床データにより，安全性と実用性が示されている．代表的な研究にUSPELLA, MACH Ⅱ, RECOVER Ⅰ試験がある．USPELLAではAMI後に強心薬，IABPで改善の得られなかった心原性ショック患者にImpella 2.5を使用したところ，有意に血行動態改善が認められ，ショックバイタル時の有効性が示された[8]．MACH Ⅱ試験では，急性前壁STEMI患者に対するImpella 2.5使用群を通常治療された対照群と比較し，心機能の改善が長期追跡（3年）で有意差を持って示された[9]．またRECOVER Ⅰ試験では，術中心肺補助循環離脱後の心原性ショックおよび低心拍出症候群に対し，Impella 5.0の安全性と実用性が示されている[10]．

　我が国では2017年10月より心原性ショックに対するImpella 2.5と5.0の臨床使用が可能となった．その適応としては，あらゆる内科的治療抵抗性の急性心原性ショック例のうち，急性左心不全を主体とする循環不全が遷延し，従来のIABPまたはPCPSによる補助循環のみでは救命困難が想定される病態にあるものとされている[11, 12]．

MEMO 4

Impella，ECMOを用いた心原性ショック治療

　新しい循環補助デバイスであるImpellaを既存のデバイスとどのように使い分けるかは，現時点で定まった見解は得られていない．現在欧米では，Impellaの持つ左室unload効果を最大限に活かすために，できるかぎり早期のImpella導入が望ましいと考えられている．また，Impellaが左単独心不全に用いるデバイスであるため，右室・両室心不全，呼吸不全，末梢臓器不全例ではVA-ECMO（PCPS）が用いられている．一方，心停止例などの遷延した心原性ショック症例では，末梢臓器還流，酸素化を維持し，かつ左室unloadを図るためにためにImpellaとVA-ECMO（PCPS）を併用するEC-Pellaの研究も進められている．Karatoliosらは，両心不全による遷延した重度ショック患者17名にEC-Pellaを用いたところ，1ヵ月生存率が41％であったと報告している．今回我が国で使用が可能となったImpella 2.5および5.0とVA-ECMO（PCPS）を用いた心原性ショック治療に対する筆者らの考えを図3に示す．

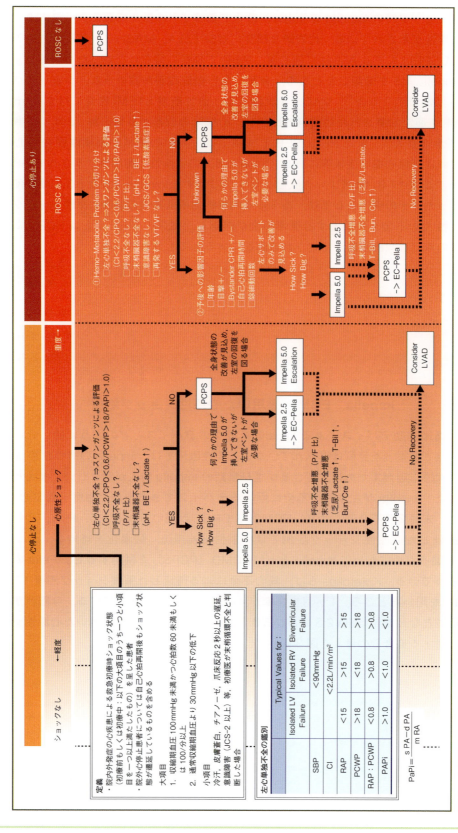

図3 心原性ショックに対する機械的循環補助法の選択

(Nakata J et al. preparing)

心原性ショック患者のリスク評価

患者側のリスク評価としては，IABP-SHOCK II Risk Scoreがある．同Studyでは，30日死亡率の独立予測因子として，年齢，脳卒中既往，入院時高血糖，入院時乳酸高値，入院時クレアチニン高値，PCI後TIMIスコアが示された．図4で示すように，これらの変数をスコア化し合計した値が，早期死亡リスクの層別化に用いられている[13]．

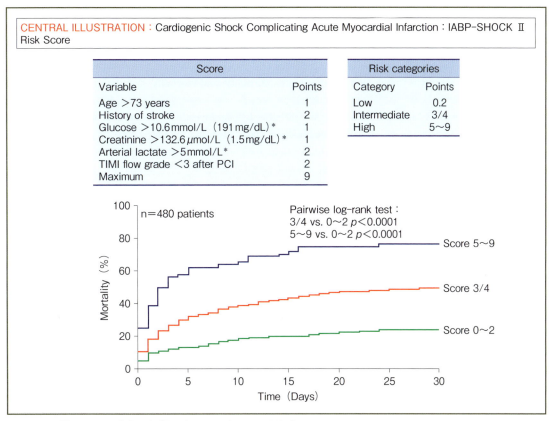

図4 心原性ショック患者の早期死亡リスクと30日死亡率 (文献13より引用)

おわりに

心原性ショック患者の予後改善には，早期のショック同定および心停止症例におけるACLSなどの初期アプローチ，左室unloadと並行して行われる冠動脈早期再還流療法などの原疾患に対する適切な治療，さらには心停止後症候群やSIRS，MODSなどの集学的集中治療管理が必要である．そのためには，救急医，心臓カテーテル医，循環器集中治療医および心臓血管外科医，そしてCCU専任看護師や臨床工学技士を含めた"ショックチーム"が連携をとりながら治療に当たることが望ましい．

[文 献]

1) 山本 剛, 吉田伸子, 高山守正：東京都 CCU ネットワークの活動状況報告 2015. ICU と CCU（in submission）
2) Task Force members, Windecker S, Kolh P, Alfonso F et al：2014 ESC/EACTS Guidelines on myocardial Revascularization of the European Society of Cardiology（ESC）and European Association for Cardio-Thoracic Surgery（EACTS）Developed with the special contribution of the European Association of Percutaneous Cardiovascular Interventions（EAPCI）. Euro Heart J 35：2541-2619, 2014
3) Mebazza A, Tolppanen H, Mueller C et al：Acute heart failure and cardiogenic shock：a multidisciplinary practical guidance. Intensive Care Med 42：147-163, 2016
4) Damman K, van Deursen VM, Navis G et al：Increased central venous pressure is associated with impaired renal function and mortality in a broad spectrum of patients with cardiovascular disease. J Am Coll Cardiol 53：582-588, 2009
5) Matthews JC, Pagani FD, Haft JW et al：Model for end-stage liver disease score predicts left ventricular assist device operative transfusion requirements, morbidity, and mortality. Circulation 121：214-220, 2010
6) Thiele H, Zeymer U, Neumann FJ et al；IABP-SHOCK II Trial Investigators：Intraaortic Balloon Support for Myocardial Infarction with Cardiogenic Shock. N Engl J Med 367：1287-1296, 2012
7) Patel MR, Smalling RW, Thiele H et al：Intra-aortic balloon counterpusation and infarct size in patients with acute anterior myocardial infarction without shock：the CRISP AMI randomized trial. JAMA 306：1329-1337, 2011
8) O'Neill WW, Schreiber T, Wohns DH et al：The current use of Impella 2.5 in acute myocardial infarction complicated by cardiogenic shock：result from the USpella Resistry. J Interv Cardiol 27：1-11, 2014
9) Engström A, Sjauw KD, Baan J et al：Long-term safety and sustained left ventricular recovery：Long-term results of percutaneous left ventricular support with Impella LP 2.5 in ST-elevation myocardial infarction. EuroIntervention 6：860-865, 2011
10) Griffth BP, Anderson MB, Samuels LE et al：The RECOVER I：a multicenter prospective study of Impella 5.0/LD for postcardiotomy circulatory support. J Thorac Cardiovasc Surg 145：548-554, 2013
11) 補助人工心臓治療関連学会協議会インペラ部会：適正使用指針. http://j-pvad.jp/（2018 年 1 月閲覧）
12) 日本循環器学会：心原性ショックに関するレジストリー. https://secure.active.db.jp/shock/members/login（2018 年 1 月閲覧）
13) Pöss J, Kösger J, Fuernau G et al：Risk Straffication for Patients in Cardiogenic Shock After Acute Myocardial Infarction. J Am Coll Cardiol 69：1913-1920, 2017

特集 ER，ICUのための循環器疾患の見方，考え方
―エキスパートの診断テクニック―

V．ショック・意識障害

●各論　心タンポナーデ

現 日本医科大学付属病院 心臓血管集中治療室，Schwabing病院 循環器内科　中田　淳

Key words　トリアージ，緊急心嚢ドレナージ術

point

- 心タンポナーデは，心嚢内容量以上に心嚢液が貯留することにより，急激に心膜腔圧が上昇し，左室前負荷減少と拡張不全が起こり，ショック・心停止に至る緊急性の高い病態である．
- 心タンポナーデに特徴的な臨床症状と心臓超音波検査所見により，迅速かつ的確に診断を行う必要がある．
- ER，ICUでは，緊急心嚢ドレナージ術（心嚢穿刺）の適応を理解し，安全に手技を行う技量が求められる．

心タンポナーデの原因・病態生理

　心膜は，臓側心膜（心外膜）と壁側心膜の二層からなり，臓側心膜は心膜表面から大動脈基部と肺静脈および上下大静脈の還流入口部で反転し，壁側心膜に移行し心膜腔を形成する．心膜腔には通常10～50 mLの心嚢液が存在し，臓側心膜と壁側心膜の摩擦を防ぐ役割を担っている．

　急速に心嚢液が貯留した場合，比較的少量の場合でも急性の心タンポナーデが発生する．その原因としては，急性心筋梗塞による心破裂，急性大動脈解離，カテーテルアブレーションなどによる出血，カテーテルによる医原性心穿孔，および急性心筋炎に随伴した心嚢液貯留などが挙げられる．一方，悪性腫瘍や膠原病，尿毒症，甲状腺機能低下症，腎不全透析症例，また慢性心不全や心外膜炎でみられる心嚢液貯留は，必ずしも臨床所見は貯留量に相関せず，心タンポナーデを呈さない場合もある[1]．

　すなわち，心膜腔圧が急激に上昇した場合には，心タンポナーデをきたす．通常，心膜腔内は−5～+5 mmHgに保たれており，その上昇の程度は，①心嚢液の絶対量，②心嚢液貯留の速度，③心外膜の弾性に規定される．通常，心膜腔圧は心室拡張期末期圧よりわずかに低い．しかしながら，心嚢液が急速に貯留すると，心膜腔圧が右房および右室拡張期圧以上に上昇する．これにより，拡張早

期の三尖弁早期閉鎖が起こり，また拡張末期圧上昇による右室の拡張不全が出現する．さらに，心膜腔圧が上昇し左室拡張末期圧を上回ると，左室拡張不全が起こり，前負荷減少および僧帽弁早期閉鎖による左室流入障害とあいまって，心拍出量の低下，血圧低下，ショック症状などの心タンポナーデ所見が出現する．

心タンポナーデの臨床症状

心嚢液の貯留はたいてい無症状であるが，呼吸困難，咳嗽，起坐呼吸，胸痛などの症状が出現する．心タンポナーデの臨床所見としては，「Beckの三徴」が古くより知られている．すなわち，大動脈圧低下（低血圧），静脈圧上昇（頸静脈怒張，肝腫大），心音減弱の三徴候である．他の所見として，頻脈，奇脈（吸気時の10mmHg以上の収縮期血圧低下），Kussmaul徴候（吸気に頸静脈の怒張が顕著となる）[2]，頻呼吸，四肢冷感などを呈し，さらに重篤になると心拍出量低下・低血圧に伴うショック，意識障害を認める．

心タンポナーデの検査所見

・心電図：洞性頻脈と低電位が特徴的であり，また電気的交互脈は特異的な所見である（図1）．

・胸部X線：心嚢液が200mL以上貯留した場合，心陰影の拡大を認める．
・CT：50mLの心嚢液貯留から検知可能で

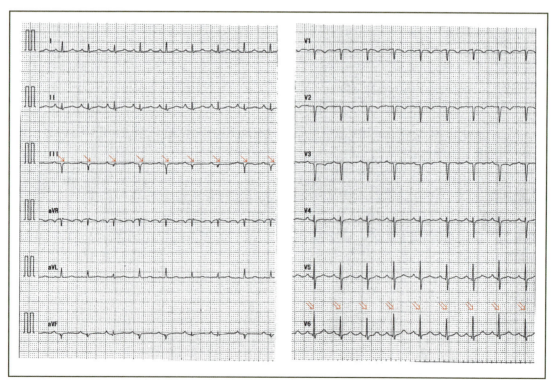

図1　心電図
　　洞性頻脈（HR 107/min）低電位，電気的交互脈（一心拍毎に軸が変化↘，一心拍毎に波高が変化↘）．

ある.
- **MRI**：30 mL の貯留から検知可能で，出血性か非出血性かの鑑別が可能である．
- **心臓超音波（エコー）検査**：心囊液貯留に対する心エコー検査の役割としては，①心囊液貯留の有無および貯留量の推定，②心タンポナーデの診断，③心囊液穿刺時のガイドおよび治療効果の判定，④原因疾患の推定が挙げられる．

心囊液貯留がわずかな生理的貯留では，一般的に左室後壁側に限局してエコーフリースペースがみられることが多い．少量（100～250 mL）では心周期を通じて観察されるようになり，中等量（250～400 mL）では左室後壁側だけでなく前胸壁側にも観察され，多量（500 mL 以上）では振り子様運動を呈する"Swinging Heart"の状態を示すようになる（図2）．

貯留量のおよその目安としては，拡張期におけるエコーフリースペースが5 mm 以下なら50～100 mL，5～10 mL なら100～250 mL，10～20 cm で 250～500 mL，20 mL 以上で500 mL 以上と推定される．

最も重要な心エコー所見は，心膜腔圧が上昇した際の右心系の虚脱である．右心系は壁が薄いために心囊液貯留の影響を受けやすく，心腔内圧が右心系の内圧よりも高くなると，右房の拡張末期から収縮早期の虚脱と，右室自由壁の拡張早期の虚脱が認められる．心膜腔内圧の上昇の感度は右房虚脱で高く，特異度は右室虚脱で高い．右室虚脱は心拍出量が低下しているか，その前兆を示す重要な所見である．さらに心膜腔圧が上昇すると左房の虚脱を認めることがあるが，壁厚の大きい左室の虚脱までが生じることは比較的まれである．下大静脈は拡張し，呼吸性変動の消失を認める．

ドプラ法では，吸気時における僧帽弁位左室流入血流速度の著明な低下を認め，呼気時

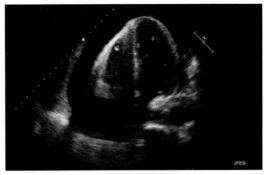

図2　心臓超音波（エコー）検査
全周性に貯留した多量心囊液．

と比し，25％以上の減少を認めた場合，有意と判断する．その機序としては，心タンポナーデでは心膜内圧の呼吸性変動が健常時に比べて小さくなるため，吸気時の肺静脈-左房圧較差が減少し，右心系への還流が低下する結果，左室流入血流速度波形が減少する．逆に，三尖弁位右室流入血流波形は吸気時に上昇し，呼気時と比し，40％以上の増加を認めた場合，有意と判断する．

また，心囊液の性状や分布の観察も大切である．蛋白成分や細胞成分が多い場合には，完全に無エコーに描出されないことがあり，フィブリン塊を疑う繊維性エコーが存在すれば，血性の心囊液が疑われる．開心術後には，心膜の癒着の影響により通常とは異なった部位に限局してみられることもある．心囊液と間違いやすい心外膜脂肪は，全周性にみられることもあるが，多くは右室前面にみられる．心囊液との鑑別としては，心拍動に伴い壁と一体になった動きを呈し，心周期による厚みの変化は小さく，肥満者や高齢者，女性に多くみられる．また，左室後壁側に大きなエコーフリースペースがみられる場合には，胸水との鑑別が必要となる．すなわち，心囊液は下行大動脈の前方に観察されるのに対し，胸水は下行大動脈の後方にもみられる[3]．

心タンポナーデのトリアージおよび心嚢ドレナージの適応と方法

2015年ESCのガイドラインでは、心タンポナーデのトリアージについて、具体的な方法が示された[4]（図3）。すなわち、(1)心タンポナーデの原因、(2)臨床症状、(3)検査所見を各々スコアリングし、合計点数が6点以上の場合、緊急心嚢ドレナージの適応とし、緊急心嚢液穿刺が推奨される。心嚢穿刺時心膜腔の穿刺部位は、①心窩部（剣状突起下）、②左前胸部肋間（心尖部付近）、③胸骨右縁のいずれかで、心エコーにてその部位の直下

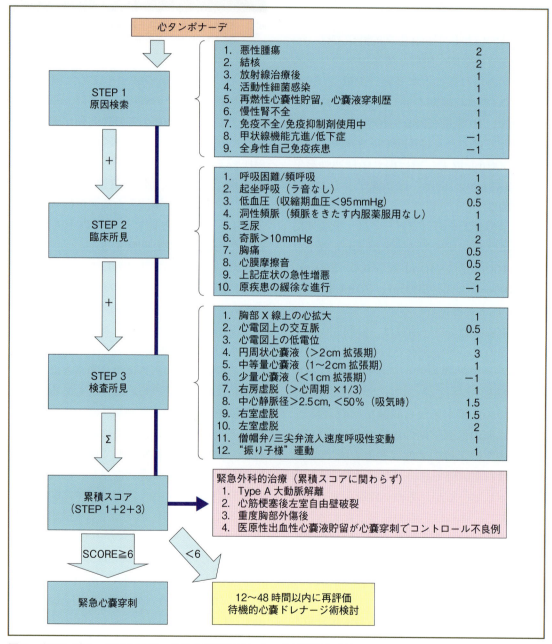

図3　心タンポナーデのトリアージおよび心嚢ドレナージの適応と方法

（文献4を参照して作成）

に心嚢液が拡張期に20mm以上観察される部位を選ぶ．剣状突起下からの穿刺の場合は30°程度の半坐位とし，また左前胸部穿刺では左半側臥位とすることで，心嚢液を穿刺部位に集めることができる．

一方，合計点数が6点以下の場合には緊急心嚢ドレナージの適応はなく，12〜48時間内に再度の評価をすることが推奨される．また，このスコアリングの点数にかかわらず，Type Aの大動脈解離，心筋梗塞後の左室自由壁破裂，重度の胸部外傷後，また医原性出血性心嚢液貯留が心嚢穿刺でコントロール不良な場合には，心膜開窓による心嚢ドレナージ術を含めた緊急外科的治療が推奨される．これらの心嚢ドレナージ術の相対的禁忌としては，凝固障害，抗凝固療法中の患者，血小板減少（<50,000/mm^3），後壁側のみに限局した心嚢液貯留などがある．

おわりに

日頃，我々がER，ICUで治療に携わる心血管疾患患者が併発し得る緊急性の高い病態の一つとして，心タンポナーデがある．急速な心嚢液貯留は，心膜腔内圧の急激な上昇を招き，心タンポナーデをきたす．心嚢液貯留の原疾患を考察し，特徴的な臨床所見および心臓超音波検査による迅速な診断を通し，的確なトリアージを行い，緊急心嚢ドレナージ術（心嚢穿刺，外科的心膜開窓術）を安全に行う技量を身につけておく必要がある．

[文 献]
1) Spodick DH：Acute cardiac tamponade. N Engl J Med 349：684-690, 2003
2) Bilchick KC, Wise RA：Paradoxical physical findings described by Kussmaul：pulsus paradoxus and Kussmaul's sign. Lancet 359：1940-1942, 2002
3) 豊田浩作：心タンポナーデ．救急・集中治療 27：83-85, 2015
4) Adler Y, Charron P, Imazio M et al；European Society of Cardiology（ESC）：2015 ESC Guidelines for the diagnosis and management of pericardial diseases Endosed by：The European Association for Cardio-Thoracic Surgery（EACTS）. The Task Force for the Diagnosis and Management of Pericardial Disease of the European Society of Cardiology（ESC）. Eur Heart J 36：2921-2964, 2015

特集 ER，ICU のための循環器疾患の見方，考え方
―エキスパートの診断テクニック―

V．ショック・意識障害

●各論　心室頻拍・細動（Brugada 症候群等を含む）

静岡医療センター　循環器内科　小鹿野道雄（おがのみちお）

Key words　ventricular tachycardia/fibrillation（VT/VF），鎮静，ニフェカラント，アミオダロン，硫酸マグネシウム，イソプロテレノール

point

- ショックや意識障害を伴う VT/VF はまず除細動を施行し，誘因の鑑別を早急に行い，治療を行う．
- 鎮静には抗不整脈効果がある．
- リドカインよりアミオダロン・ニフェカラントの使用が推奨される．
- 期外収縮後の長いポーズは VT/VF のリスクである．
- Brugada 症候群に伴う VT/VF にはイソプロテレノールが有効である．

はじめに

　救急・集中治療現場において心室頻拍・心室細動（ventricular tachycardia/fibrillation：VT/VF）が出現し，意識障害・ショック状態となればただちに救命処置として除細動治療を行うことが当然である．しかし，除細動治療はその場での対症療法にすぎず，VT/VF をその場で停止させても，その後の VT/VF の再発を予防する治療ではない．VT/VF の治療は除細動治療だけではなく，薬物加療・非薬物加療を含めた集学的加療を必要とする．

　VT/VF をきたす主な要因として，心筋虚血，心不全，電解質異常（低 K 血症），感染・発熱，貧血，低酸素血症，QT 延長などが挙げられる．これら要因に対する対処が結果的に VT/VF に対する治療となる．

急性冠症候群に合併する VT/VF

　救急・集中治療の現場で急性冠症候群の患者が突然 VT/VF を発症することがある．VT/VF の発症を予防するためには早急な冠動脈血行再建が優先されるが，状況がすぐに許容できない場面もある．VT/VF 出現時で意識障害を伴う場合には，初期救急対応とし

て鎮静後に人工呼吸管理を行うことが多いが，鎮静による交感神経系遮断作用がVT/VF抑制効果を発揮するため，浅い鎮静ではなくプロポフォール[1]などによる深鎮静をしっかりと行うべきである．除細動を試みてもすぐに再発を繰り返す場合，救急・集中の現場ではアミオダロンかニフェカラントを用いる．以前はリドカインの使用が推奨されていたが，静注のアミオダロン，ニフェカラントに対してVT/VF抑制効果が低いことが臨床試験で示されたため[2]，現在ではほとんど使われていない．

　アミオダロン静注の特徴は心筋に発現しているさまざまなチャネルに作用する，マルチチャネルブロッカーという点である．そのため，異所性・自動能興奮の抑制や不応期延長による撃発活動抑制，リエントリー停止など，さまざまな機序から生じる不整脈に対して効果がある．一方で，多数のチャネルをブロックするため心収縮力低下作用を示す可能性があり，重度の心機能低下例では血行動態に注意する必要がある．アミオダロンは頻度依存性の薬剤であり，心拍数の速いVTに効果を示す．薬理作用からはリエントリー性・非リエントリー性双方に効果が期待できる．緊急時はボーラス投与を行うことが多いが，その際に300 mg（2A）以上の投与ではVT/VF停止後に過度のNaチャネル遮断によるものと思われる無脈性電気活動や心静止になる率が高まった報告があり[3]，ボーラスは150 mg（1A）にとどめるべきである．

　一方，ニフェカラントは純粋なIKr遮断薬であり不応期を延長させてリエントリー性の不整脈に対してのみ抗不整脈効果を発揮する薬剤である．ニフェカラントは逆頻度依存性の薬剤であり，脈拍数が低下して不応期が延長し（QT時間が延長し），抗不整脈効果を発揮する．通常0.1～0.2 mg/kgを5～10分かけて静注し，その後0.1～0.2 mg/kg/hrで持続点滴する．添付文書のとおりに0.3～0.4 mg/kg/hrで投与を開始すると投与量が過剰となり，著明にQT時間が延長することが多い．そのため0.1～0.2 mg/kg/hrで開始し，モニター心電図を観察しながら用量を調節するべきである．QT延長作用が増強されすぎると多型性心室頻拍（torsade de pointes：TdP）になる．徐脈はQT延長を助長するため，著明なQT延長（QTc＞550 msec）を認めた場合には一時的ペーシングを併用し，心拍数を上げる必要がある．ニフェカラントには除細動閾値の低下作用があり，除細動無効例に対してニフェカラント投与により除細動が有効になる可能性がある．

　図1では急性冠症候群患者が搬送中に心室細動に移行した例である．単発性心室期外収縮が出現し，その後心室細動へ移行しているが，心室細動へ移行する直前のR-R間隔を順に計測するとshort-long-shortとなっている．心室不応期は直前のR-R間隔に依存するため，このようにR-Rが延長した後の心拍では心室不応期が延長する．心室不応期が延長した心拍に対して，直前と同一起源の心室期外収縮が出現しても，心室不応期が変化している（特に急性冠症候群の患者では心筋ダメージによる心室不応期の不均一性が高まる）ため心室内の興奮伝播様式が変化し，結果として心室細動へ移行しやすくなる．図2は急性冠症候群の患者で血行再建終了後，同日夜間に病室にて記録されたモニター心電図である．この症例では血行再建後に心室だけでなく，心房性期外収縮も認められていた．連続する心房期外収縮後の長いR-R間隔が記録され，図1の症例と同様に短いR-R間隔での心室期外収縮から心室細動へ移行している．

　従来，心室期外収縮に関してはR on Tの危険性がよく記載されるが，T波は心室内不応期に不均一性が残存しているタイミングであり，そこに心室期外収縮が出現することが心室細動へ移行するリスクがある，というこ

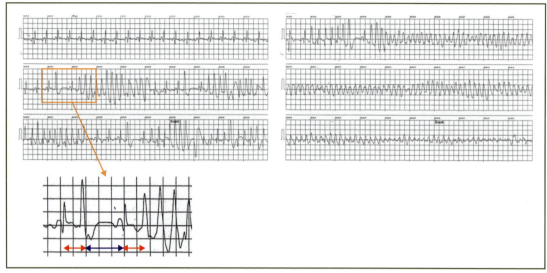

図1 急性冠症候群で搬送中に心室細動となった例
心室期外収縮が出現し心室細動へ移行しているが，心室細動へ移行する直前のR-R間隔に注目すると，short-long-short となっている．心室不応期は直前のR-R間隔に依存するため，このように直前のR-Rが延長した後に短い間隔で心室期外収縮が出現すると心室細動へ移行しやすい．

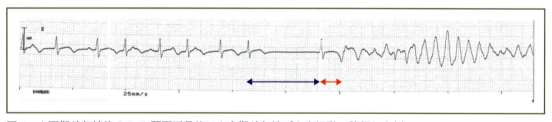

図2 心房期外収縮後のR-R間隔延長後に心室期外収縮で心室細動へ移行した例
連続する心房期外収縮の後にR-R間隔が延長し，その後R-R間隔の短い心室期外収縮が出現し心室細動へ移行している．

とを理解したい．心室不応期は直前のR-R間隔に規定されることを念頭に，急性冠症候群の患者で期外収縮が頻回に認められ，R-R間隔に不均一性が高まっていることが予想される場合，これらの期外収縮を抑制することも検討するべきである．このような心室性期外収縮に対しての薬物加療では，アミオダロン，メキシチール（125 mgを5～10分かけて静注し，その後0.4～0.6 mg/kg/hrで点滴静注），リドカイン（1 mg/kgを1～2分かけて静注し，効果が認められるときには1～2 mg/minで点滴静注）を用いることが多い．ニフェカラントも心室不応期を延長させて心室期外収縮の出現を抑制するが，徐脈とQT延長に伴い，TdPになることがあるため，一時的ペーシングを併用することが多い．また，同一の心室期外収縮が頻発し，心室細動へ移行する場合には心室期外収縮に対するアブレーション治療が効果的である．

現在のところ，アミオダロンとニフェカラントのいずれが急性冠症候群に伴うVT/VFに有効であるかを示した大規模臨床試験はない．いずれにしても，急性冠症候群に対しては早急な血行再建を優先するべきであり，再発を繰返すVT/VFの場合には抗不整脈薬による薬物加療に固執せず，経皮的心肺補助装置，大動脈バルーンパンピングなどのサポートデバイスを用いてVT/VFの状態のままで

も早急な血行再建を行うべきである．血行再建後のVT/VFに対しては下記心不全に合併するVT/VFと同様の対応を行う．

> **MEMO**
>
> ### アミオダロンとニフェカラントどっちを使う？
>
> VTの際のアミオダロンとニフェカラントの使い分けで，薬理作用から不整脈機序の推定が大事であるが，初期診療で判断するのは困難な場合がある．機序が不明の場合はボーラス投与が可能なアミオダロンを用いることが多いが，比較的心拍数の低いVTで血行動態が保たれていればリエントリー性不整脈の可能性が高く，ニフェカラントを用いる．アミオダロンを持続静注するときには血管炎合併の可能性があるため，原則として中心静脈からの投与がのぞましい．

心不全に合併するVT/VF

虚血性心筋症や拡張型心筋症に伴う心不全患者において，経過中にVT/VFを発症することがある．実際，心不全患者の主要死因はVT/VFであり，心室性不整脈への対策は重要である．慢性心不全患者の場合，VT/VFの誘因として心不全増悪，感染，利尿薬投与に伴う低K血症などが挙げられる．誘因をまず除去することが重要であるが，救急現場ではすぐに誘因の除去が困難なことが多く，上記のようにプロポフォールなどによる深鎮静やアミオダロン，ニフェカラントを使用する．近年では，カテーテルアブレーションによる治療の有効性が示されており，施行可能な施設であれば薬物治療に固執せずに積極的にアブレーションを行うべきである[4]．

QT延長症候群に伴うVF

通常QT症候群に伴うVFはTdPであり，自然停止することが多いが，持続することもある．TdPの停止と急性期の再発予防には硫酸マグネシウムの静注（30〜40mg/kgを5〜10分間で静注し，さらに1〜5mg/minで持続点滴）が有効である．β遮断薬（プロプラノロール）の静注，抗不整脈薬（リドカインやメキシレチン），Ca拮抗薬（ベラパミル）が有効であることもある．低K血症，低Mg血症はTdP発症を助長するので，是正する．

図3は失神を繰返し，救急搬送となった症例である．搬送中にVFが確認され，除細動治療を数回施行した．図4はVF停止後の12誘導心電図である．QTc 640msecと著明な延長を認め，生化学検査でK 2.1mEq/Lと著明な低K血症を認めた．硫酸マグネシウムの投与とKの補正を行い，その後VFは出現しなくなった．

薬剤が起因してQT延長となっている可能性があるので，抗不整脈薬（Ia群，Ⅲ群，Ⅳ群薬のベプリジルなど），抗うつ薬，脂質異常症治療薬（プロブコール），抗菌薬（マクロライド系），H₂ブロッカー（シメチジン）などを内服していないか確認する．徐脈が

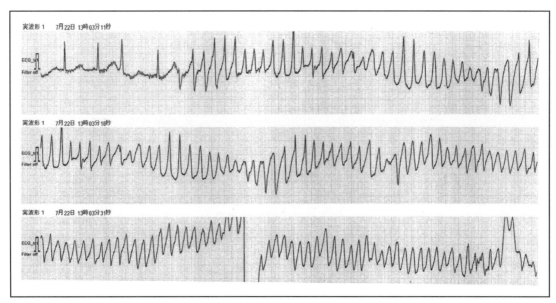

図3 QT延長症候群に伴う心室細動

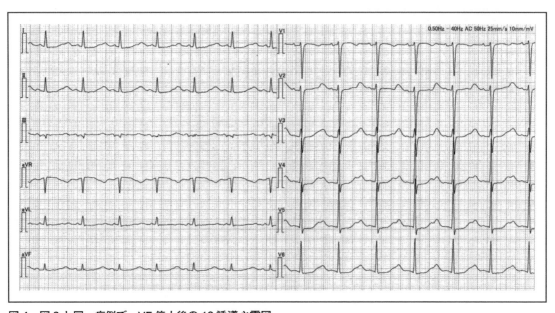

図4 図3と同一症例で，VF停止後の12誘導心電図
QTc 640 msec と著明な QT 延長を認める．血清 K 値は 2.1 mEq/L と低値であった．

QT延長を助長させる場合には一時的ペーシングで心拍数を増加させる．完全房室ブロックで救急外来を受診し，接合部調律が QT 延長を示し TdP へ移行する例もある．このような症例の場合にはペースメーカー植え込み術後のバックアップの心拍数は 70 以上にするべきと報告されている[5]．

Brugada 症候群に伴う VF

　Brugada 症候群は，12 誘導心電図の右側胸部誘導で特徴的な ST 上昇（J 点が 2 mm 以上上昇する coved 型）を呈し，主に夜間睡眠中または安静時に心室細動を発症し，突然死の原因となる疾患である．Brugada 症候群の VF 発症の機序として，右室心外膜側心筋での一過性外向きカリウム電流（Ito）の亢進による ST 上昇およびリエントリー（phase 2 reentry）発生が考えられている[6]．Ito 亢進以外の増悪因子としては Na 電流，Ca 電流の低下，ATP 感受性 K チャネルの活性化，IKs，IKr の抑制，副交感神経活動の上昇などが挙げられており，薬物加療としては上記の増悪因子を抑制する薬物が効果的である．

　Brugada 症候群患者が VF となった場合の急性期治療は，Ca 電流を増加させ，心拍数増加に伴い Ito を抑制する交感神経 β 受容体刺激薬であるイソプロテレノールが有効である[7]．通常 1〜2 μg を静注し，その後 0.15 μg/min で持続点滴する．

おわりに

　ショック・意識障害を伴う VT/VF は治療がまず優先される病態であり，その後速やかに誘因となった背景を精査・治療することが求められる．突然に起こり得る VT/VF に対し，いかに鑑別疾患を多く挙げ，薬物・非薬物治療を駆使して対応できるかが患者救命の鍵となる．

[文　献]

1) Mulpuru SK, Patel DV, Wilbur SL et al：Electrical storm and termination with propofol therapy：a case report. Int J Cardiol 28：e6-e8, 2008
2) Shiga T, Tanaka K, Kato R et al：Nifekalant versus lidocaine for in-hospital shock-resistant ventricular fibrillation or tachycardia. Resuscitation 81：47-52, 2010
3) Amino M, Inokuchi S, Nagao K et al：Nifekalant Hydrochloride and Amiodarone Hydrochloride Result in Similar Improvements for 24-Hour Survival in Cardiopulmonary Arrest Patients：The SOS-KANTO 2012 Study. J Cardiovasc Pharmacol 66：600-609, 2015
4) Sapp JL, Wells GA, Parkash R et al：, Ventricular Tachycardia Ablation versus Escalation of Antiarrhythmic Drugs. N Engl J Med 375：111-121, 2016
5) Kurita T, Ohe T, Marui N et al：Bradycardia-induced abnormal QT prolongation in patients with complete atrioventricular block with torsades de pointes. Am J Cardiol 69：628-633, 1992
6) Antzelevitch C：Ion channels and ventricular arrhythmias：cellular and ionic mechanisms underlying the Brugada syndrome. Curr Opin Cardiol 14：274-279, 1999
7) Ohgo T, Okamura H, Noda T et al：Acute and chronic management in patients with Brugada syndrome associated with electrical storm of ventricular fibrillation. Heart Rhythm 4：695-700, 2007

前線医療の処置マニュアル

● 著者：佐々木　勝
（内閣官房参与／東京都保健医療公社 副理事長）

究極の現場で、命をつなぐための究極の医療の知識と技!!

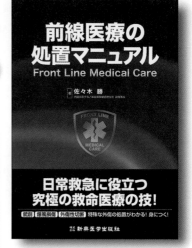

アメリカの戦傷医療システムをベースに、前線における救護活動の考え方と実践的な救命処置を解説した初の前線医療専門書。銃創、爆風損傷、外傷性切断など、日常救急医療の知識だけでは対応が難しい特殊な外傷への救命技術が多く紹介されている。救命・救急医療に携わるすべての人に知ってほしい"究極のノウハウ"が詰まった一冊！

B5判　100頁
定価（本体価格3,500円＋税）
ISBN 978-4-88002-769-2

主要目次

1章　戦傷医学とTCCC

1. **戦傷傷病者治療戦略（TCCC）**　1. 戦場における治療戦略システム／2. 米国におけるTCCCの普及／3. TCCCの目標と治療原則／4. TCCCにおける前線医療
2. **戦傷医学の基本**　1. 平時の救急医療と戦傷医療の違い／2. 戦死・戦傷分析／3. 戦傷の疫学／4. 戦傷医学・医療の方向性

2章　前線医療：CUF・TFC・TECの実践

1. **砲火下の医療（CUF）**　1. CUFの基本的行動／2. CUFにおける主な外傷／3. CUFにおける止血／4. CUFにおける気道確保／5. CUFにおける頸椎保護
2. **戦術的野外医療（TFC）①　—基本処置：MARCH—**　1. M：大量出血／2. A：気道／3. R：呼吸／4. C：循環（輸液）／5. H：低血圧、低酸素症、頭部外傷、低体温
3. **戦術的野外医療（TFC）②　—その他の外傷処置—**　1. 眼外傷／2. モニタリングと外傷の再評価／3. 疼痛管理／4. 抗生剤／5. 戦場における心肺蘇生術（CPR）／6. 敵兵の治療
4. **戦術的後送医療（TEC）**　1. 気道確保／2. 呼吸／3. 出血／4. 静脈路確保／5. トラネキサム酸（TXA）／6. 頭部外傷／7. 輸液蘇生／8. 低体温予防／9. 穿通性眼外傷／10. モニタリングと生体力学／11. 疼痛管理／12. 抗生剤／13. 熱傷／14. ショックパンツ（pneumatic antishock garment: PASG）／15. 心肺蘇生／16. 敵兵の治療／17. 記録

株式会社 新興医学出版社　〒113-0033　東京都文京区本郷6-26-8
TEL. 03-3816-2853　FAX. 03-3816-2895
http://www.shinkoh-igaku.jp
e-mail: info@shinkoh-igaku.jp

日本版
敗血症診療ガイドライン 2016
（J-SSCG 2016）

The Japanese Clinical Practice Guidelines for Management of Sepsis and Septic Shock 2016

ダイジェスト版

一般社団法人 日本集中治療医学会
一般社団法人 日本救急医学会

電子版ダウンロード無料サービス付き！

新刊 発売中！

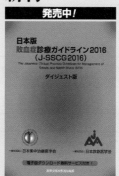

● B5判 204頁／定価（本体 2,500円＋税）
ISBN 978-4-88003-915-2

力の300題
麻酔科総合講義
～国試突破から初期研修サバイバルまで～

新刊 発売中！

高田真二 著
帝京大学医学部麻酔科学講座
医学教育センター 准教授

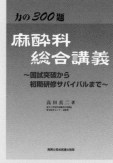

☞ 国試問題を手がかりに，研修医になってからも使える活きた知識，将来どの領域を専攻した場合でも応用できる臨床医としての土台を身につけられる講義！
——まもなく医師の道を歩き始める全国の医学部6年生だけでなく，麻酔科をローテート中の初期研修医の皆さん，さらに講義や臨床実習で日々学生の指導にあたっておられるベテランの麻酔科医の方々に…

● B5判／392頁
● 定価（本体 4,300円＋税）
● ISBN 978-4-88003-913-8

TEE
PTEeXAM/JB-POT の試験対策や TEE を極める実践書として欲しい1冊！　好評 発売中

【動画付】
解きながらレベルアップ
経食道心エコー問題集

監訳／溝部俊樹

B5判・444頁　定価（本体 14,000円＋税）
ISBN：978-4-88003-871-1　C3047

初心者から研修医のための
経食道心エコーⅡ
部長も科長も もう初級者

監修／野村　実│編集／国沢卓之

B5判・550頁　定価（本体 12,500円＋税）
ISBN：978-4-88003-866-7　C3047

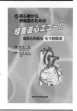

周術期経食道心エコー図
——効率的に学ぶために

監訳／溝部俊樹

A5判・444頁　定価（本体 12,000円＋税）
ISBN：978-4-88003-859-9　C3047

初心者から研修医のための
経食道心エコー
部長も科長も みんな初心者

監修／野村　実│編集／国沢卓之

B5判・308頁　定価（本体 6,200円＋税）
ISBN：978-4-88003-811-7　C3047

☞ ご注文は最寄りの書店または小社営業部まで 【E-mail:info@sshinko.com】でも受け付けています．

〒106-0047 東京都港区南麻布2丁目8番18号
電話(03)3798-3315　FAX(03)3798-3096

真興交易㈱医書出版部

URL : http://www.sshinko.com
E-mail : info@sshinko.com

総合医学社 刊行物 購読申込書 FAX：03-3219-0410

総合医学社 営業部 行

年　月　日

□『救急・集中治療』	2018年度 年間購読（6冊＋臨増号1冊）特別価格 40,000円・税込
□『救急・集中治療』	バックナンバー　（　）巻（　）号（　）部

□ 書籍　（書名）	『　　　　　　　　　　　　　　　』（　）部
	『　　　　　　　　　　　　　　　』（　）部
	『　　　　　　　　　　　　　　　』（　）部
	『　　　　　　　　　　　　　　　』（　）部
	『　　　　　　　　　　　　　　　』（　）部

お名前（フリガナ）	
送付先ご住所　　　ご自宅　　　ご勤務先　　（どちらかに○をお付けください） 〒　　　－	
ご勤務先/学校名　　　　　　　　　　　　　　　　部署	
TEL：　　　－　　　－　　　　　　　　FAX：　　　－　　　－	
E-mail：	

上記のデータは，商品の発送および出版目録送付以外の目的には使用致しません．

アンケート　（＊よろしければ，アンケートのご協力，お願いいたします．）

◆どのようにして本誌をお知りになりましたか？
　□ 書店で　　□ ダイレクトメールで　　□ 人に薦められて
　□ 広告で（紙・誌名：　　　　　　　　　　　　　　　　）
　□ 書評で（紙・誌名：　　　　　　　　　　　　　　　　）
　□ その他（　　　　　　　　　　　　　　　　　　　　　）

◆今後どのような「特集」をお読みになりたいと思いますか？

◆本誌についてのご意見，ご感想をお聞かせください．

本誌バックナンバーのご案内

*バックナンバーのご注文は，最寄りの医学書取り扱い書店，または小社までお願い致します。
†：品切れ

巻号	タイトル	編者	定価
25巻 1・2号	ER・ICUで必要な注射用抗菌薬 ―エキスパートの考え方と使い方―	（編）舘田一博	定価（本体5,600円＋税）
3・4号	ER・ICUで必要な循環器薬の知識と使い方 ―日米のエビデンスの狭間で― † ➡関連書籍	（編）香坂 俊	定価（本体5,600円＋税）
5・6号	あなたなら，どう動く？ 不整脈診療Q&A ―しのぐ・備える・攻める―	（編）村川裕二	定価（本体5,600円＋税）
7・8号	5大原則で苦手克服！急性中毒攻略法 ―症例から学ぶ診療の基本と精神科的評価＆対応―	（編）上條吉人	定価（本体5,600円＋税）
9・10号	今知りたい！集中治療の最新論点 ―Pro & Conディベート―	（編）岡元和文	定価（本体5,600円＋税）
11・12号	けいれん・けいれん重積発作 ―救急外来から てんかん診療へ―	（編）加藤正哉	定価（本体5,600円＋税）
26巻 1・2号	かゆいところに手が届く循環器救急 ―EBMだけでは解決できない疑問に答える―	（編）田邉健吾，中澤 学	定価（本体5,600円＋税）
3・4号	徹底ガイド急性血液浄化法 2014-'15	（編）篠﨑正博，秋澤忠男	定価（本体6,000円＋税）
5・6号	徹底ガイドDICのすべて 2014-'15	（編）丸藤 哲	定価（本体6,500円＋税）
7・8号	Damage Control Resuscitation ―重症外傷の凝固線溶異常に対する蘇生のすべて―	（編）久志本成樹	定価（本体5,600円＋税）
9・10号	人工呼吸管理 ―その常識は正しいか？―	（編）大塚将秀	定価（本体5,600円＋税）
11・12号	症例とQ&Aで学ぶ最新のECMO	（編）市場晋吾	定価（本体5,600円＋税）
27巻 1・2号	救急・集中治療医のための心エコー ―FOCUSに基づいた評価法をマスターする―	（編）山本 剛	定価（本体4,600円＋税）
3・4号	小児ICU ―その常識は正しいか？―	（編）中川 聡	定価（本体4,600円＋税）
5・6号	重症病態を診る！モニタリングの魅力 ―ER, ICU, OPE室での症例から学ぶ―	（編）川前金幸	定価（本体4,600円＋税）
7・8号	重症病態の栄養治療 ―最新の知識とその実践―	（編）小谷穣治	定価（本体4,600円＋税）
9・10号	病態ごとの輸液管理 ―その常識は正しいか？―	（編）岡元和文	定価（本体4,600円＋税）
11・12号	sepsis・SIRS ―その常識は正しいか？―	（編）久志本成樹	定価（本体4,600円＋税）
臨増	ER・ICUでの薬の使い方・考え方 2016-'17 ―エキスパートの実践と秘訣に学ぶ―	（編）岡元和文	定価（本体6,800円＋税）
28巻 1・2号	心不全 ―その常識は正しいか？―	（編）猪又孝元	定価（本体4,600円＋税）
3・4号	急性腎障害，慢性腎臓病 ―その常識は正しいか？―	（編）秋澤忠男	定価（本体4,600円＋税）
5・6号	肝不全 ―その常識は正しいか？―	（編）吉治仁志	定価（本体4,600円＋税）
7・8号	感染症診療 ―その常識は正しいか？―	（編）志馬伸朗	定価（本体4,600円＋税）
9・10号	小児の呼吸管理 ―その常識は正しいか？―	（編）植田育也	定価（本体4,600円＋税）
11・12号	神経集中治療 ―いま最も知りたい20の論点―	（編）黒田泰弘	定価（本体4,600円＋税）
臨増	これだけは知っておきたい循環管理 ―研修医からの質問323―	（編）山科 章	定価（本体6,000円＋税）
29巻 1・2号	ARDS ―その常識は正しいか？―	（編）大塚将秀	定価（本体4,600円＋税）
3・4号	不整脈 ―その常識は正しいか？―	（編）里見和浩	定価（本体4,600円＋税）
5・6号	ショック管理 ―ショックと臓器障害連関のメカニズム―	（編）垣花泰之	定価（本体4,600円＋税）
臨増	ER・ICUにおける手技の基本と実際 ―ベテランに学ぶトラブル回避法―	（編）西村匡司	定価（本体6,400円＋税）
7・8号	抗菌薬 ―その常識は正しいか？―	（編）志馬伸朗	定価（本体5,600円＋税）
9・10号	エキスパートに学ぶ呼吸管理のすべて	（編）大塚将秀	定価（本体4,600円＋税）
11・12号	エキスパートに学ぶ輸液管理のすべて	（編）鈴木武志	定価（本体4,600円＋税）
30巻 1号	エキスパートに学ぶ栄養管理のすべて	（編）小谷穣治	定価（本体5,600円＋税）

関連書籍

集中治療医学レビュー 2018-'19	（2018年2月刊）	（監）岡元和文	定価（本体9,000円＋税）
救急・集中治療 最新ガイドライン 2018-'19	（2018年2月刊）	（編）岡元和文	定価（本体8,600円＋税）
救急・集中治療のための輸液管理Q&A ―研修医からの質問385―〔第3版〕	（2017年3月刊）	（編）岡元和文	定価（本体4,600円＋税）
徹底ガイド小児の呼吸管理Q&A〔第3版〕	（2016年10月刊）	（編）植田育也	定価（本体5,600円＋税）
ER・ICUで必要な循環器薬の知識と使い方 ―日米のエビデンスの狭間で―〔新装版〕	（2015年1月刊）	（編）香坂 俊	定価（本体5,600円＋税）
人工呼吸器と集中ケアQ&A ―ベッドサイドからの質問286―〔第2版〕	（2014年3月刊）	（編）岡元和文	定価（本体5,600円＋税）
呼吸管理Q&A ―研修医からの質問316―〔第3版〕	（2014年3月刊）	（編）相馬一亥，岡元和文	定価（本体5,600円＋税）
PCAS 心停止後症候群に対する神経集中治療 ―適応，方法，効果―	（2014年2月刊）	（編）黒田泰弘	定価（本体6,800円＋税）
ワンランク上の検査値の読み方・考え方 ―ルーチン検査から病態変化を見抜く―〔第2版〕	（2014年1月刊）	（編）本田孝行	定価（本体5,000円＋税）
徹底ガイド心不全Q&A ―プレホスピタルから慢性期まで―〔第2版〕	（2013年10月刊）	（編）佐藤直樹	定価（本体5,000円＋税）
重症患者と栄養管理Q&A〔第3版〕	（2012年11月刊）	（編）東口髙志	定価（本体5,600円＋税）

お問い合わせ先：総合医学社　〒101-0061　東京都千代田区神田三崎町1-1-4 MK88ビル
電話 03(3219)2920　FAX 03(3219)0410

Honorary Editors	Editors	Editorial Board（五十音順）			
天羽敬祐 早川弘一 島崎修次 相馬一亥 山科　章	岡元和文 行岡哲男 横田裕行 久志本成樹 大塚将秀 志馬伸朗 松田直之 山本　剛	相川直樹 今中秀光 植田育也 上山昌史 氏家良人 内野博之 遠藤重厚 小川久雄 上條吉人 川名正敏 川前金幸	丸藤　哲 木村昭夫 久木田一朗 国元文生 公文啓二 神津　玲 坂本哲也 佐藤直樹 篠﨑正博 鈴川正之	炭山嘉伸 代田浩之 妙中信之 竹田　省 田中啓治 鶴田良介 寺岡　慧 長尾　建 布宮　伸 野々木宏	橋本洋一郎 林　成之 平出　敦 本田孝行 丸川征四郎 三田村秀雄 箕輪良行 山田芳嗣 山本保博 四津良平

■次号予告（Vol. 30 No.3）

特　集　『エキスパートに学ぶ ショック管理のすべて』　編集：垣花泰之（鹿児島大学大学院医歯学総合研究科 救急・集中治療医学分野）

・Introduction—ショックの歴史的概観—

ベーシック編
【Q&A】
Ⅰ　知っておきたいショックの病態生理と臓器障害
　・血管内皮と微小循環障害
　・組織低酸素・組織酸素代謝障害
　・血管透過性とグリコカリックス
Ⅱ　ショックの定義，病態と分類

アドバンス編—重症患者のショック管理をワンランクアップさせるために—
Ⅰ　各種ショックの病態生理と臓器障害
　・循環血液量減少性ショック
　　—出血性ショックの診断と治療
　　—非出血性ショック
　・心原性ショック
　・心外閉塞性ショック

・血液分布異常性ショック
　—敗血症性ショック
　—アナフィラキシーショック
　—神経原性ショック
Ⅱ　ショック・臓器障害治療の実際
　・ショックに伴うARDSと呼吸管理
　・ショックに伴うAKIと血液浄化療法
　・ショックに伴うDICと治療戦略
　・ショックにおける薬物治療
　　—心原性ショックの薬物療法
　　—敗血症性ショックの薬物療法
　・ショックにおける栄養管理

トピックス編—その常識は正しいか？—
　・ショックとβレセプター
　・ショックと水素ガス吸入療法

救急・集中治療 Vol. 30 No. 2
2018年3月20日 ©

特集 ER, ICUのための
循環器疾患の見方，考え方
—エキスパートの診断テクニック—

特集編集：佐藤直樹

1部定価（本体5,600円+税）

発 行 者　渡辺嘉之
発 行 所　株式会社 総合医学社
　　　　　〒101-0061 東京都千代田区神田三崎町1-1-4
　　　　　TEL 03-3219-2920
　　　　　FAX 03-3219-0410
　　　　　E-mail：sogo@sogo-igaku.co.jp
　　　　　URL：http://www.sogo-igaku.co.jp/
　　　　　振替 00130-0-409319

印 刷 所　シナノ印刷株式会社

● 広告取扱　㈱医薬広告社　〒113-0033　東京都文京区本郷2-26-3 電子ビル　Tel. 03(3814)1971
　　　　　　福田商店広告部　〒541-0046　大阪市中央区平野町3-2-13 平野中央ビル4階　Tel.06(6231)2773

・本誌に掲載する著作物の複製権・上映権・譲渡権・公衆送信権（送信可能化権を含む）は株式会社総合医学社が保有します．
・JCOPY ＜(社)出版者著作権管理機構　委託出版物＞
　本誌の無断複写は著作権法上での例外を除き禁じられています．複写される場合は，そのつど事前に，(社)出版者著作権管理機構（電話 03-3513-6969，FAX 03-3513-6979，e-mail：info@jcopy.or.jp）の許諾を得てください．